高等学校"岗课赛证"融合教材

供临床医学、药学、食品、营养学、卫生保健、
护理学、助产、化妆品、医学检验等专业使用

实用人体解剖生理学实验

SHIYONG RENTI JIEPOU
SHENGLIXUE SHIYAN

陈辉芳

江振友 ｜ 主编

郑沛林

柏志全 ｜ 主审

U0243876

化学工业出版社

·北京·

内容简介

《实用人体解剖生理学实验》分为三大部分：人体解剖生理学实验概述；人体解剖生理学实验项目，包括 20 个基础性实验项目和 11 个综合性实验项目；人体解剖生理学实验中常用实验动物的生物学特征及实验基本操作技术。本书融入了医疗单位相关工作岗位的相应实用知识和技能，具有一定的实用性和可操作性。

本书可作为高职院校及本科院校临床医学、药学、食品、营养学、卫生保健、护理学、助产、化妆品、医学检验等专业的人体解剖生理学实验教材，也可以作为相关从业人员学习专业技能的学习资料和各种专业技能考试的参考书。

图书在版编目（CIP）数据

实用人体解剖生理学实验/陈辉芳，江振友，郑沛林主编 . —北京：化学工业出版社，2022.8
ISBN 978-7-122-41383-3

Ⅰ.①实⋯　Ⅱ.①陈⋯②江⋯③郑⋯　Ⅲ.①人体解剖学-人体生理学-实验-教材　Ⅳ.①R324-33

中国版本图书馆 CIP 数据核字（2022）第 080065 号

责任编辑：旷英姿　王　芳　　　　　　　　装帧设计：王晓宇
责任校对：杜杏然

出版发行：化学工业出版社（北京市东城区青年湖南街 13 号　邮政编码 100011）
印　　装：三河市延风印装有限公司
787mm×1092mm　1/16　印张 6½　字数 156 千字　　2022 年 9 月北京第 1 版第 1 次印刷

购书咨询：010-64518888　　　　　　售后服务：010-64518899
网　　址：http://www.cip.com.cn
凡购买本书，如有缺损质量问题，本社销售中心负责调换。

定　　价：**19.00 元**　　　　　　　　　　　　　　　版权所有　违者必究

编审人员名单

主 编 陈辉芳 广东岭南职业技术学院 广西师范大学
        江振友 暨南大学
        郑沛林 南方科技大学附属深圳人民医院

副主编（按姓氏笔画排序）
        杨 翔 广州市番禺区中心医院
        张杏宜 广东岭南职业技术学院
        陈亚迪 长沙理工大学
        钟玉红 广东岭南职业技术学院
        詹丽群 广东岭南职业技术学院

参 编（按姓氏笔画排序）
        赵红霞 锦阜生物科技（天津）有限公司
        柳又琳 广东岭南职业技术学院
        童伙清 广东岭南职业技术学院

主 审 柏志全 暨南大学

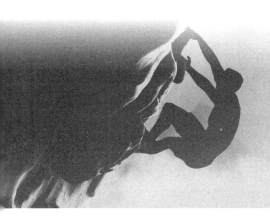

　　《实用人体解剖生理学实验》是《实用人体解剖生理学》配套教材。本书突出以下几个方面的特点：第一，将"组织学实验""解剖学实验""生理学实验"内容有机地整合在一起。第二，将整个实验分为基础性实验项目和综合性实验项目，综合性实验项目可满足学生参加人体解剖生理学技能大赛的需求。本书融入了相关医疗单位工作岗位相应的实用知识和技能，具有一定的可操作性和实用性，是一本"岗课赛证"综合育人的教材。

　　本书由广东岭南职业技术学院、广西师范大学陈辉芳，暨南大学江振友，南方科技大学附属深圳人民医院郑沛林主编；暨南大学柏志全主审；陈辉芳负责全书的统稿、定稿和总校。具体编写分工如下：广州市番禺区中心医院杨翔编写第一章及第二章第一节实验一至实验八以及第三章；郑沛林编写第二章第一节实验九至实验十一；广东岭南职业技术学院钟玉红、詹丽群、张杏宜、童伙清和柳又琳编写第二章第一节实验十二至实验十五，第二章第二节实验七至实验九；陈辉芳编写第二章第一节实验十六、实验十九、实验二十，第二章第二节实验一至实验六，附录1和附录2；江振友编写第二章第一节实验十七和实验十八；锦皐生物科技（天津）有限公司赵红霞编写第二章第二节实验十和实验十一；长沙理工大学陈亚迪负责全书的图片和表格的整理。

　　本教材在编写过程中，得到了广东岭南职业技术学院药学院领导的指导以及兄弟院校的专家的指导和帮助，在此深表谢意！尽管在教材编写过程中参阅了大量文献，对教材内容也进行了反复斟酌和调整，但由于编者水平有限，难免存在疏漏和不当之处，敬请各位专家、读者批评指正，方便再版时进行修订。

于广东岭南职业技术学院

2021 年 12 月

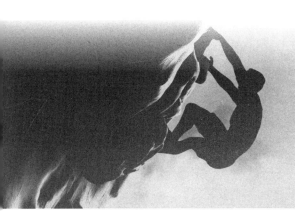

第三章　人体解剖生理学实验中常用实验动物的生物学特征及实验基本操作技术

附　录

参考文献

第一章 人体解剖生理学实验概述

人体解剖生理学是一门实验性的科学。从发展上看，它之所以能成为一门独立的学科，应归功于 17 世纪的英国著名医生威廉·哈维（Willian Harvey）。哈维采用活体解剖法和动物实验法在多种动物体上进行研究，并在人身上进行观察，才得出血液循环的正确结论，并于 1628 年出版了《心血运动论》。所以，生理学是建立在实验和观察基础上的，充分说明了生理学实验对生理学创立和发展的重要作用。因此，国内外生理学家无不重视生理学实验课，因为一个只能记忆生理学概念而不会动手的人，是不可能对实验性学科作出贡献的。

第一节 人体解剖生理学实验地位、作用、目的及要求

一、人体解剖生理学实验的地位、作用和目的

实验教学是人体解剖生理学的重要组成部分。通过本课程的实验教学加深学生对正常人体解剖结构、正常人体基本组织、主要器官及其生理功能的理解，掌握人体解剖生理学实验的基本操作技能，培养和提高学生对实验现象与结果的观察、分析与解决问题的能力。

人体解剖生理学实验课是医药院校专业教学中一门重要的基础实验课程。它包括人体和动物的大体结构解剖学实验及生理学实验，具有较强的直观性和操作性，融观察、分析、检测、验证和操作等能力培养于一体，是一门理论性与实践性都很强的基础技能方法课。其主要目的有以下几点。

1. 通过实验使学生逐步掌握人体解剖生理学实验的基本操作技术，了解人体解剖生理学实验设计的基本原则，进一步了解获得人体解剖生理学知识的方法，可让学生通过直接观察获得人体解剖生理学的基础知识，验证和巩固人体解剖生理学的某些基本理论。

2. 通过实验，可让学生掌握人体解剖生理学实验的基本操作，并学会使用常用的手术器械和部分实验仪器，使学生逐步提高对实验中各种生理现象的观察能力、分析能力、独立思考和独立解决问题的能力。

3. 在实验过程中，逐步培养学生理论联系实际和实事求是的科学素养，包括培养学生在科学工作中严肃的态度、严格的要求、科学的方法和严谨的作风。

二、人体解剖生理学实验课的基本要求

为了不断提高人体解剖生理学实验课的教学质量，需要教师和学生的共同努力。因此，实验课的要求包括对教师和学生两个方面。

（一）在实验过程之前

1. 人体解剖生理学实验是在生命机体上进行的，易受各方面因素的制约和影响，实验前进行集体备课是保证实验顺利完成的基本条件。集体备课应在主带教师的统一指导下进行，负责实验的人员（包括教师、实验技术人员）全部参加。在备课中，明确实验的目的要求，统一实验的方法步骤，规定实验的项目及内容，并要求教师熟练掌握。

2. 学生必须仔细预习实验指导，了解实验的目的、要求、基本原理、简要的操作步骤及注意事项。实验课开始后，教师如发现学生未预习，应令其停止实验，待预习后再进行。

3. 学生应复习有关理论，尤其是要结合实验内容复习相关的理论知识，充分理解实验课的内容。以便提高实验过程中的主动性和效率，并进一步巩固有关理论知识。

4. 预测实验应得的结果，以及可能出现的结果。

5. 检查实验器材是否完备；熟悉实验仪器的性能和基本操作方法。

（二）在实验过程之中

1. 教师应严格要求学生，对必须学会的基本操作技术应一丝不苟进行检查和考核，培养学生的科学素养和分析问题、解决问题的能力。

2. 学生应自觉遵守实验室的相关规章制度。严格按实验步骤认真仔细地进行各项操作，以实事求是的科学态度对待每一项实验，耐心、仔细地观察实验过程中出现的现象，及时在实验报告上做好记录，对教师讲解过程中提到的需要注意的问题做好记录；并联系理论知识思考如下问题：①发生了什么现象？②为什么会出现这样的现象？③这样的现象有何意义？对各种生理现象的原因、意义进行分析与思考。不得进行与实验内容无关的活动。

3. 实验器材要安放整齐，布局合理，便于操作。要保持清洁卫生，随时清除污物。实验桌上不得放置与实验无关的物品。

4. 爱护仪器与实验动物，注意节约各种实验材料。公用物品在使用完毕后应放回原处，以免影响别人使用。

5. 保持实验室安静，不得嬉笑与高声谈话，以免影响别人实验。

6. 注意实验小组内的团结、配合与分工协作，培养学生团队合作精神。

（三）在实验过程之后

1. 学生应将实验用具整理就绪，放回原处。所用手术器械必须擦洗干净。实验用具如有损坏或缺少，应立即报告指导教师。做好实验室的清洁卫生工作。

2. 妥善处理实验动物，如实验结束后动物尚未死亡，应在教师指导下处死，而后放于指定地点。

3. 认真填写实验仪器的使用登记本（卡）。

4. 课堂上，当场将原始记录交任课教师签名确认；实验课后整理、分析实验结果，认真书写实验报告；按时交给任课老师批阅。

5. 教师应认真批改实验报告。如发现不符合要求的实验报告，应指明问题，退回重写。

总之，通过观察标本、模型并结合活体观察，熟悉人体各器官的形态结构、位置毗邻关系，达到理解基本理论，巩固基础知识和掌握基本技能的目的，为学习其他药学课程打下坚实的基础。通过学生操作和模拟实验等方式，正确使用 MedLab 生物信号采集系统，熟练使用常用手术器械。掌握常用生理数据的测量方法和实验动物的正确捉拿和给药方法。能按本书的要求，熟练掌握常用的技能，认真观察实验现象和正确读取数据，并有初步的数据分析能力，培养学生实事求是的科学态度。

第二节 人体解剖生理学实验规则、设备及器材配置

一、实验室规则

1.遵守学习纪律，准时上下课。实验期间不得借故外出或早退。特殊情况下，应向教师请假。

2.必须严肃认真地进行实验操作、观察实验结果。实验期间要保持安静，不得进行任何与实验无关的活动。

3.实验所得数据及实验记录，需经教师审核，否则不得结束实验。

4.各组的仪器和用品，由本组使用，不得与别组调换，以免混乱。如遇仪器损坏或丢失，应报请教师处理。

5.爱护公共财物，注意节约各种实验用品。实验动物按组发放，如需补充使用，须经教师同意才能补领。

6.保持实验室清洁整齐，随时清除污物。实验完毕后，应将实验器材、用品收拾妥当；将手术器械擦洗干净，清点数量，放回原处。经教师检查后才能离开实验室。

二、设备及器材配置

人体解剖生理学实验使用的主要器材及仪器设备：MedLab 生物信号采集处理系统、换能器、血压计、恒温浴槽、蛙类和哺乳类动物解剖用手术器械、组织切片、模型、标本、动物器官（如心脏、肾等）、解剖台、医用手套等。

第三节 人体解剖生理学实验项目与实验报告

一、实验项目与内容提要

以下实验项目的设计主要针对高职药学专业安排的，其他不同专业及不同学校可以此为参考，实验项目的选择可视自身实验条件和专业要求做一些必要的调整。

序号	实验名称	目的要求、内容提要	每组人数	项目学时	项目类型	必做/选做
1	人体动脉压的测定及运动、体位对血压的影响	掌握运动和循环系统各器官的形态与结构特点	2	2	基础性	必做
2	人体肺通气功能的测定，食管、胃和小肠运动的观察	掌握呼吸与消化系统的形态与结构特点	2	2	综合性	必做
3	大脑皮层诱发电位	掌握神经系统的形态与结构特点	2	2	综合性	必做
4	人的视野与盲点测量	掌握感官系统的形态与结构特点	2	2	综合性	必做
5	基本组织切片的观察	掌握显微镜的使用方法和人体各组织、器官的显微结构	1	2	基础性	必做

续表

序号	实验名称	目的要求、内容提要	每组人数	项目学时	项目类型	必做/选做
6	实验总论	实验概论,实验常用仪器和设备,动物实验基本操作技术等	2	2	综合性	必做
7	不同刺激强度和频率刺激神经对肌肉收缩的影响	观察不同电脉冲刺激强度和刺激频率对肌肉收缩的影响,以了解刺激强度和刺激频率与肌肉收缩的关系	2	4	综合性	必做
8	神经干动作电位及其传导速度的测定(模拟实验)	运用电生理实验技术测定蛙类坐骨神经干的单相、双相动作电位,并观察神经损伤对其的影响;了解测定神经兴奋传导速度的基本原理和方法	2	2	综合性	必做
9	体液因素对离体蟾蜍心脏活动的影响(模拟实验)	利用离体蟾蜍心脏标本,观察离子、药物等因素对心脏活动的影响	2	2	综合性	必做
10	家兔动脉血压的神经与体液调节	观察心血管活动的神经、体液性调节;学习哺乳动物动脉血压的直接测量方法	3~4	5	综合性	必做
11	家兔呼吸运动调节	观察血液中化学因素(PCO_2、PO_2 和 $[H^+]$)改变和迷走神经对家兔呼吸运动的影响,初步探讨其作用机制	3~4	3	综合性	必做
12	影响尿生成的因素	学习膀胱插管手术方法,观察动物水负荷、迷走神经及利尿脱水药对尿生成的影响,并分析各因素的作用机制	3~4	4	综合性	必做

二、实验报告书写与考核

每次实验结束后,在课后要认真完成实验报告的书写,空白实验报告格式见附录1,每次实验后都要填写实验小结,对当次实验进行反思,以提高实验技能。

(一)实验报告的书写

写实验报告是人体解剖生理学实验课的基本训练之一,应以科学态度,认真、严肃地对待,以便为日后撰写科学论文打下良好的基础。为帮助学生书写报告,现将其格式、内容和要求作一简要说明。

1. 实验结束后,均需根据指导教师的要求,每人写一份实验报告,并按时完成,及时送交指导教师评阅。

2. 书写实验报告要求文字简练、通顺,书写清楚、整洁,正确使用标点符号。

3. 在书写实验报告时,提倡学生间的相互讨论和争辩,但必须自己独立完成。否则,应重写。

4. 严格按照实验步骤记录实验现象和数据,分析实验结果。

5. 应当对如下问题进行探究讨论:实验过程是否存在问题,应如何改进?

6. 实验报告的格式与内容。

(1)注明姓名、专业、组别、日期。

(2)实验序号及题目。

(3)实验目的要求。

(4)实验方法和步骤:应根据教师的具体要求写。一般情况或重复使用的方法,可作简要说明。

（5）实验结果：实验结果是实验报告的重要部分，应将实验过程中所观察或记录到的生理效应如实地、正确地记述和说明。结果部分常需用实验记录，这就需要将实验记录进行合理地加工与剪贴，并加图号、图注及必要的文字说明。不得将原始记录原封不动地附在报告上。凡属定量的测量资料，例如，快慢、轻重、长短、多少等，均应以正确的单位和数值严格地写在报告上。为了说明实验的可靠性，有些实验结果需要做统计学处理，求出均数、标准差以及显著性检验。为了便于说明和比较，有些实验结果可以列表或绘图表示。

（6）讨论与结论：讨论是根据所学的理论知识，对实验结果进行科学地分析和解释，并判断实验结果是否是预期的。如果出现非预期的结果，应分析其可能的原因。讨论是实验报告的核心部分，可以帮助学生提高独立思考和分析问题的能力。不应盲目抄袭书本，更不能抄袭别人的劳动成果。应提倡学生根据自己的实验结果提出创造性的见解和认识，但必须是严肃认真、有科学依据的。在分析和讨论过程中，对引用的参考文献、书刊应注明出处。

结论是从实验结果和讨论中归纳出的一般概括性的判断，也就是这一实验所验证的基本概念、原则或理论的简明总结。结论的书写应该简明扼要、一目了然。结论中不用罗列具体结果，更不要将未得到证实的理论分析写入结论中。

（二）人体解剖生理学实验考核

学生实验成绩由实验报告、出勤考核、人体标本模型制作等成绩构成。其中人体标本模型制作在课外要求学生制作一个人体标本模型并附上说明书一并上交给任课老师评分，主要考核学生对人体器官结构的掌握情况。

第二章

人体解剖生理学实验项目

为了满足不同层次的学习要求，本章设计了两类实验项目。一类是针对理论知识点和技能要求编写的一些基础实验项目，如期前收缩与代偿间歇、消化道平滑肌的生理特性等；另一类是为了培养学生更强的自我实验能力，进一步提高实验技术技能和人体解剖生理学学科的科学素养，编写的一定数量的设计性综合实验，以满足学生参加人体解剖生理学实验大赛的需要，如神经干动作电位测定及兴奋传导速度和不应期测定、影响尿生成的因素等。

第一节　人体解剖生理学基础性实验项目

实验一　基本组织切片的观察

【目的要求】

1. 观察上皮组织、结缔组织、肌组织、神经组织的细胞结构特征。

2. 掌握上皮组织的特点、分类和分布；结缔组织的各种成分、结构；神经元的形态结构。

【基本原理】

上皮组织、结缔组织、肌组织、神经组织是构成机体的 4 大基本组织，其自身的细胞和细胞间质不同，经切片、特殊染色后，在显微镜下观察，有很明显的区别。

【实验对象】

人或其他动物的细胞切片，人或其他动物的组织切片。

【实验器材】

显微镜、染料、复层鳞状上皮、假复层纤毛柱状上皮、疏松结缔组织、骨骼肌、心肌、平滑肌、神经元等组织切片。

【方法与步骤】

分别用肉眼、低倍镜、高倍镜观察以下组织切片。

一、上皮组织

1. 复层鳞状上皮（复层扁平上皮）

（1）取材　人指皮。

（2）染色　苏木精-伊红（HE）染色。

（3）观察要点　①上皮细胞层数较多。②表层为染成粉红色、均质、无细胞结构的角质层。靠近表层的细胞扁平，似鳞状。③中间的数层为多角形细胞；最底层细胞呈矮柱形或立方形，它能不断分裂增殖，并逐渐向表层推移。④基底细胞层与深层结缔组织相连处不平，结缔组织内有丰富的毛细血管，两者之间有薄层基底膜（图 2-1-1）。

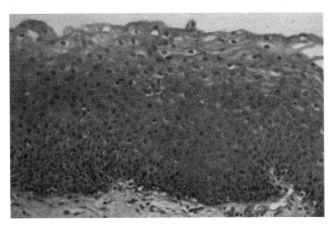

图 2-1-1　复层扁平上皮组织切片

2. 假复层纤毛柱状上皮（气管黏膜）

（1）取材　气管（人或动物）。

（2）染色　苏木精-伊红染色。

（3）观察要点　此类细胞的形状和细胞核的位置各不相同，看起来似有数层，实际仍是单层，故有假复层之称。可分为 3 种：①柱状细胞，形状基本与其他柱状上皮细胞相似，但细胞核多靠近细胞游离端，且细胞下部变细直达基底膜。②支持细胞，细胞呈梭形，镶嵌于柱状细胞胞体之间，细胞核位于中间，基底端也与基底膜接触。③基底细胞，胞体呈锥形，故称锥体形细胞，基底端位于基底膜上，细胞核呈圆形，位于上皮的最底层。

（4）特征　在上皮的游离面上有能摆动的纤毛，基底膜明显可见，在上皮细胞之间镶嵌有一些杯状细胞，这是一种单细胞腺，有分泌黏液的功能，当分泌物充盈胞体时，细胞核常被挤向基底部，染色很深，似三角形或月牙形（图 2-1-2）。

二、结缔组织（疏松结缔组织）

（1）取材　大鼠视网膜铺片。

（2）染色　经台盼蓝活体注射后，铺片经中性红弹性纤维染色法及 Van Gieson 复染法。

（3）观察要点　用台盼蓝对大鼠做活体注射，可使其所有组织细胞（巨噬细胞）都摄取这种染料，大胞体内形成大小不等的蓝色颗粒。铺片经固定复染后，分别显示出结缔组织中各成分。弹性纤维很细，被染成暗紫色后，交错排列。胶原纤维呈束状，较粗，被染成粉红色。网状纤维，在此标本上不易见到，用浸银法染成黑色，故又称嗜银纤维。

（4）特征　结缔组织的细胞多只显示了细胞核，其中以成纤维细胞核较明显，呈扁卵圆形，胞质紫红色；肥大细胞多位于血管周围，胞质颗粒染成深红色。

三、肌组织

1. 骨骼肌

（1）取材　人（肌组织的纵切面、横切面）。

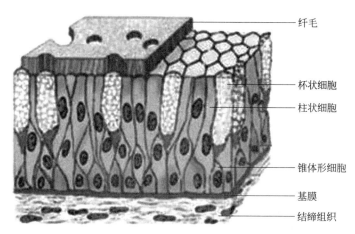

图 2-1-2   假复层纤毛柱状上皮组织切片

（2）染色   苏木精-伊红染色。

（3）观察要点   从横切面上看，肌纤维的大小并不一致，肌原纤维呈点状，外包有很薄的肌膜，细胞核位于肌纤维的外周，紧贴在肌膜内面。肌束之间是疏松结缔组织及其细胞核（图 2-1-3）。

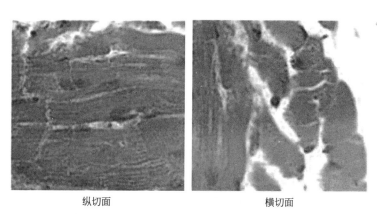

纵切面   横切面

图 2-1-3   骨骼肌组织切片

2. 心肌

（1）取材   人心肌。

（2）染色   苏木精-伊红染色。

（3）观察要点   属于横纹肌，但由于肌质较丰富，所以横纹不如骨骼肌的清晰、明显。心肌纤维一般呈短柱状，有分支，只有一个细胞核，在心肌纤维相接处，细胞特殊分化，形成闰盘，在染色标本中出现深色带状，形态呈阶梯样（图 2-1-4）。

3. 平滑肌

（1）取材   人中动脉。

（2）染色   苏木精-伊红染色。

（3）观察要点   平滑肌细胞一般呈梭形，细胞核呈长圆形，位于胞体中部，在常规染色标本中肌原纤维不清楚。在构成肌组织纤维时排列成束，外被网状纤维包绕，不同肌层之间，肌纤维的方向不同（图 2-1-5）。

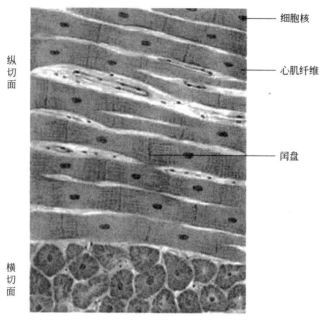

纵切面

横切面

细胞核

心肌纤维

闰盘

图 2-1-4 心肌组织切片

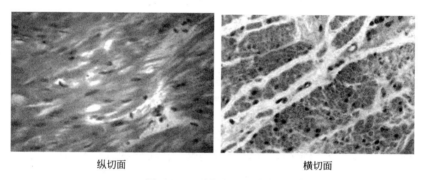

纵切面　　　　　　　　　　横切面

图 2-1-5 平滑肌组织切片

四、神经组织（神经元）

（1）取材　脊髓横断（动物）。

（2）染色　尼氏法及 HE 染色。

（3）观察要点　可先用肉眼观察，切片在脊髓横断面的中央可见着色深的 H 形灰质。将脊髓前角部位放于视野中央，用低倍镜观察可见到大小不等，形状各异的神经元胞体，并且可见到与胞体相连的数目、长短不等的突起。选择一个比较典型的胞体置于视野中央用高倍镜观察，镜下可见到：细胞膜多位于细胞表面；多数神经元只含有一个大而圆的细胞核，位于胞体中央，核膜明显，因核质较少，故染色较淡；细胞质分布有丰富的尼氏体（nissl body），并被碱性染料染色，脊髓灰质的运动神经元的尼氏体为有棱角状的小块，犹如虎斑状花纹，故称虎斑小体（图 2-1-6）。

【实验要求】

要求任选一个组织切片绘图，并标明各个部分的名称。

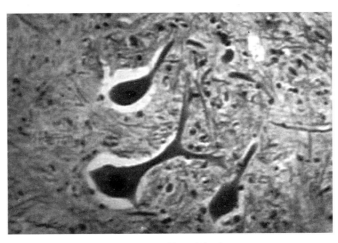

图 2-1-6　神经元切片

【探索性思考题】

简述人体各组织的组成及其功能分布。

实验二　血型鉴定

【目的要求】

1. 学习快速辨别血型的方法。
2. 观察红细胞凝集现象，掌握 ABO 血型鉴定的原理。

【基本原理】

血型是指红细胞的血型，是根据红细胞膜外表面存在的特异性抗原（镶嵌在红细胞膜上的糖蛋白和糖脂）的类型来确定的，这种抗原是由遗传决定的。红细胞膜上的抗原与血清中的相应抗体能发生免疫反应，使红细胞凝集。如 A 抗原与抗 A 抗体相遇能使红细胞发生凝集。因此，用已知抗体与受检者的红细胞混合，根据其发生凝集反应的结果，可判断受检者血型。

【实验对象】

正常人。

【实验器材与试剂】

（1）实验器材　抗 A 分型试剂和抗 B 分型试剂、双凹载玻片、采血针、消毒牙签、75％酒精棉球、显微镜。

（2）试剂　碘酊。

【方法与步骤】

（1）取一块干净双凹载玻片，用记号笔标上记号，可分别标明 A、B 字样。

（2）在 A 侧滴加抗 A 分型试剂 1 滴，在 B 侧滴加抗 B 分型试剂 1 滴。

（3）消毒受检者手指，再用消毒过的采血针穿刺取血，载玻片的 A、B 侧各滴入一小滴血，用牙签搅拌，使每侧抗血清和血液混合。每侧各用一支牙签，切勿混用。

（4）室温下静置 10～15min 后，观察有无红细胞凝集。必要时，可在低倍显微镜下观察。

（5）根据观察结果判断受检者血型，假如只是 A 侧发生凝集，则为 A 型血型；若只是 B 侧凝集，则为 B 型血型；若两侧均凝集，则为 AB 型血型；若两侧均未发生凝集，则为 O 型血型（图 2-1-7）。这种凝集反应的强度因人而异，需要认真观察。

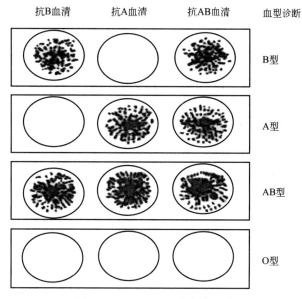

图 2-1-7　ABO 血型的凝集反应

【注意事项】

1. 双凹载玻片正面判别法

将载玻片的侧面拿到水平视线进行观察，有凹陷的一面为正面。

2. 消毒方法

先用棉球蘸取少量碘酊，由中心向外画圈涂擦中指或环指，再用 75％酒精棉球将多余的碘酊擦去（操作与涂擦碘酊时一样），等 75％酒精挥干后，消毒过程才算完成。

【探索性思考题】

1. 根据自己的血型，说明你能接受和输血给何种血型的人，为什么？
2. 怎样区别血液的凝集与凝固，二者机制是否相同？

实验三　刺激频率、刺激强度与骨骼肌收缩形式的关系

【目的要求】

1. 掌握坐骨神经干标本的制备方法。
2. 观察不同刺激强度与肌肉收缩力量的关系。
3. 观察不同刺激频率与肌肉收缩形式的关系。

【基本原理】

由一根运动神经纤维及其他所支配的骨骼肌细胞组成的功能单位称为运动单位。坐骨神

经-腓肠肌标本是由很多运动单位构成。在保持足够的刺激时间（脉冲波宽）不变时，刺激强度过小，不能引起任何反应；随着刺激强度增加到某一定值，可引起少数兴奋性较高的神经纤维兴奋，从而引起它们所支配的骨骼肌细胞收缩，该刺激强度为阈强度，具有阈强度的刺激叫阈刺激。此后，随着刺激强度的继续增加，有更多的运动单位兴奋，肌肉收缩幅度、产生的张力也不断增加，此时的刺激均称为阈上刺激。但当刺激强度增大到某一临界值时，所有的运动单位都被兴奋，肌肉收缩的幅度达到最大，产生最大张力，此后，再增加刺激强度，骨骼肌收缩的幅度不会继续增加。因此，引起神经、肌肉最大反应的最小刺激强度为最适刺激强度，该刺激叫最大刺激（或最适刺激）。

　　肌肉受到一次短促的刺激时，引起的一次机械性收缩和舒张过程称为单收缩。当给肌肉适当强度的连续电刺激时，如在前一次收缩的舒张期结束前又开始新的收缩，发生单收缩的复合，收缩曲线呈锯齿状，称为不完全强直收缩。若刺激频率增加到临界融合频率，使肌肉在前一次收缩期内就开始了新的收缩，肌肉收缩完全融合，形成持续收缩状态，其收缩幅度较单收缩大得多，称为完全强直收缩。

【实验对象】

　　蟾蜍或蛙。

【实验器材与试剂】

　　（1）实验器材　蛙手术器械、电刺激器、生物医学信号采集系统、张力换能器。
　　（2）试剂　任氏液。

【方法与步骤】

1. 坐骨神经干标本的制作

　　（1）破坏脑脊髓　取蟾蜍一只，用自来水冲洗干净。左手握住蟾蜍，用示指压住其头部前端使头前俯，右手持探针从相当于枕骨大孔处垂直刺入，将探针向前刺入颅腔。左右搅动捣毁脑组织，然后将探针抽回原处，再向后刺入脊椎管捣毁脊髓（图 2-1-8）。脑脊髓完全破坏的标志是蟾蜍的四肢松软，呼吸消失，否则要依上法再行捣毁。

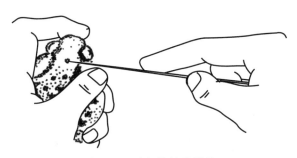

图 2-1-8　破坏蟾蜍脑脊髓

　　（2）剪除躯干上部及内脏　在骶髂关节水平以上 0.5～1.0cm 处横断脊柱，然后左手握蟾蜍后肢，用拇指压住骶骨，使其头与前肢自然下垂，右手持粗剪刀，沿脊往两侧剪除蟾蜍的一切内脏及头部，注意不要伤及坐骨神经干（图 2-1-9）。
　　（3）剥皮　先剪去肛门周围皮肤，左手垫纸握脊柱断端，右手捏住其上的皮肤边缘，向下剥掉全部后肢的皮肤。然后将标本放在盛有任氏液的培养皿中，注意用力要均匀，手不可接触标本（图 2-1-10）。

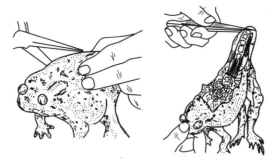

图 2-1-9　剪除躯干上部及内脏

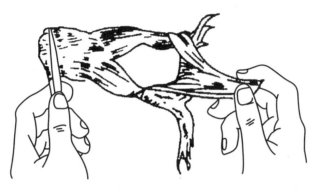

图 2-1-10　剥掉蟾蜍后肢皮肤

（4）清洗　将手及用过的手术器械洗净。

（5）分离两腿　下肢标本背位置于蛙板上。于两侧坐骨神经干下分别穿线，尽量靠近脊柱结扎。注意此处为腰骶丛，不可遗漏分支。于结扎线的脊柱侧剪下神经，以结扎线为支持线轻轻提起神经，顺其走行方向剪去分支后，将神经干搭在大腿肌肉上。然后持两腿，从背剥剪断两侧梨状肌，沿脊柱两侧向上剪开剔除脊柱。将两侧大腿连同下肢带骨相对扭动、脱关节，于耻骨联合中央剪开两侧大腿，将一腿放回培养皿中。

（6）游离坐骨神经　用玻璃分针沿脊柱内侧游离坐骨神经，并于中枢端结扎。沿神经走行，经梨状肌及其附近的结缔组织、坐骨神经沟，游离神经至腘窝，用支持线轻轻提起神经，顺其走行方向剪去分支（图 2-1-11）。

（7）处理游离坐骨神经　将游离的坐骨神经搭于腓肠肌上，在膝关节周围剪掉大腿全部肌肉，并用粗剪刀将附着在股骨上的组织刮干净，然后在股骨的中部剪去上段的股骨，保留的部分就是坐骨神经-小腿标本。

（8）制备坐骨神经-腓肠肌标本　将上述的坐骨神经-小腿标本在跟腱处穿线结扎后剪断跟腱，游离腓肠肌致膝关节处，然后沿膝关节将小腿其余部分剪掉，这样就制备好了具有附着在股骨上的腓肠肌并带腓肠肌的坐骨神经标本。

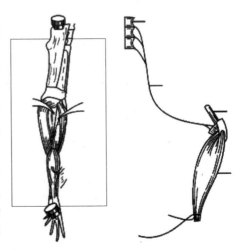

图 2-1-11　游离坐骨神经及腓肠肌

（9）其他　清理器具，然后将制备好的标本浸入任氏液中数分钟后开始实验。

2. 固定标本

将坐骨神经-腓肠肌标本固定于肌槽，坐骨神经置于肌槽的刺激电极上，股骨残端固定于肌槽的小孔内。腓肠肌跟腱的结扎线与张力换能器相连，将张力换能器固定于铁支架的双凹夹上，暂不拉紧结扎线。

3. 仪器的调试相连接

张力换能器的插头插入生物医学信号采集系统的一信号输入插座，描记腓肠肌的收缩曲线。调零后进入记录状态（图 2-1-12）。

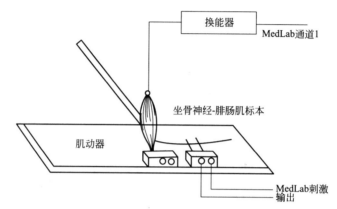

图 2-1-12　离体坐骨神经-腓肠肌标本实验装置图

【观察项目】

（1）用不同的刺激强度给予刺激，观察曲线的变化。

（2）改变刺激的频率，记录肌肉收缩形式的改变。

【注意事项】

（1）不可用力牵拉神经。

（2）要经常保持神经标本湿润。

（3）神经标本与电极要密切接触，不可折叠。

（4）分离坐骨神经时，要避免过度牵拉或损伤神经。

（5）制备标本和实验过程时，要随时用 0.65％生理盐水润湿神经和肌肉，防止干燥。

（6）每次刺激后，让肌肉休息 30s 至 1min，以免标本过度疲劳。

（7）对肌肉施加连续刺激时，刺激时间不宜太长，一般不超过 4～6s。

【探索性思考题】

1. 在一定范围内，随着刺激强度的增加，肌肉收缩幅度有何变化？为什么？

2. 随着刺激频率的增加，肌肉收缩形式变化如何？为什么？

3. 剥去皮肤的后肢标本，能用自来水冲洗吗？为什么？

4. 金属器械碰压、触及或损伤神经及腓肠肌，可能会引起什么不良后果？

5. 实验过程中，如何保持标本的功能正常？

6. 不完全强直收缩和完全强直收缩分别是怎样形成的？

实验四　人体体温的测量

【目的要求】

学习人体体温测量方法，加深对正常体温的理解。

【基本原理】

临床上，人体体温测量的部位有直肠、口腔和腋窝；但以测腋窝、口腔温度最常用。不同测量部位所测得的体温有所不同，且体温因时间不同而有一定的生理变化，但变化的幅度一般不超过1℃。

【实验对象】

正常人。

【实验器材】

水银玻璃体温表（腋表、口表）、75％酒精棉球、干棉球。

【方法与步骤】

1. 了解水银玻璃体温表的结构和原理

水银玻璃体温表有肛表、口表和腋表三种，均由标有刻度的真空毛细管和下端装有水银的玻璃球组成，在球部和管部连接处较狭窄，防止上升的水银遇冷下降；肛表的球部粗而短，口表的球部细而长，腋表的球部长而扁。水银受热膨胀后，沿真空毛细管上升，上升的高度与温度呈正比。

2. 测量体温

取出体温表，将水银甩至35℃以下，用75％酒精棉球擦拭消毒。注意检查体温表是否完好无损。

（1）腋温测量法　受检者静坐数分钟，解开上衣并擦干腋下汗液。将体温表水银端放在受检者腋窝深处紧贴皮肤，令受检者屈臂紧贴胸壁，夹紧体温表，10min后取出，检视刻度并记录。

（2）口温测量法　受检者静坐数分钟，将体温表水银端斜放在受检者舌下，让受检者闭口用鼻呼吸，切勿用牙咬体温表，5min后取出，用干棉球擦干，检视刻度并记录。

（3）运动后体温测量　受检者去室外运动5min后立即回实验室同时测量口温和腋温各一次，检视刻度并记录。比较同一人、同一测温部位运动前后体温有何变化。

【注意事项】

甩体温计时勿触及其他物体，防止破碎体温计。体温计不小心摔碎了，水银漏出来了要做如下处理：

（1）可用湿润的棉棒（医用棉签即可）或胶带纸将洒落在地面上的水银粘集起来，放进可以封口的小瓶中，如饮料瓶等塑料瓶，并在瓶中加入少量水，水可以防止水银蒸发。

（2）要特别注意的是，收集过程中，动作要快，而且要将窗户打开，保持良好的通风，手尽量不要与水银接触。

（3）收集好的水银千万不要倒入下水道，如果水银渗入地下水，人们饮用了含有金属汞的水，就会危害人体健康，建议将收集好的废弃水银，送交环保部门。

（4）对掉在地上不能完全收集起来的水银，可散些硫黄粉，以降低水银毒性。同时，将窗户保持长时间的通风，由于汞蒸气密度很大，可利用风扇、换气扇等排风装置，加快空气中的水银蒸气排出。

（5）对于被汞污染的房间，可用碘加乙醇点燃熏蒸，使碘与空气中的汞生成不易挥发的碘化汞，可以降低空气中水银蒸气浓度。还可用 10% 漂白粉液体冲洗被汞污染的地面，也有一定的除汞效果。

【探索性思考题】

1. 体温有怎样的生理变动？简述体温测定的生理意义。
2. 根据运动后体温的变化，分析肌肉活动对体温影响的特点。

【知识拓展】 水银玻璃体温表一直是临床和家庭测量体温的仪器。近年来发明的电子数显体温表与传统的水银玻璃体温表比校，有如下优点：①测量速度快；②读数直接显示在液晶显示屏上，减少了读数误差；③测量结束时，能发生蜂鸣提示音；④不含水银，安全可靠。另外，还有专为婴幼儿开发使用的"奶嘴式数显体温表"。

实验五　人体腱反射检查

【目的要求】

1. 学习肱二头肌反射、肱三头肌反射、膝反射、跟腱反射的检查方法。
2. 了解腱反射检查的临床意义。

【基本原理】

腱反射是快速牵拉肌腱时发生的牵张反射，主要表现为被牵拉的肌肉迅速明显缩短。因其反射中枢常只涉及 1～2 个脊髓节段，所以临床上常采用检查腱反射的方法来了解神经系统的某些功能状态。

【实验对象】

正常人。

【实验器材】

叩诊锤。

【方法与步骤】

1. 肱二头肌反射

受检者取坐位，检查者用左手托住受检者屈曲的肘部，用左前臂托住受检者的前臂，然后将左手拇指按在受检者肘窝肱二头肌肌腱上，右手持叩诊锤叩击检查者的左拇指（图 2-1-13）（正常反应：肘关节快速屈曲）。

2. 肱三头肌反射

受检者取坐位，检查者用左手托住受检者屈曲的肘部，右手持叩诊锤快速叩击其鹰嘴突上方约 2cm 处的肱三头肌肌腱（图 2-1-14）（正常反应：肘关节伸直）。

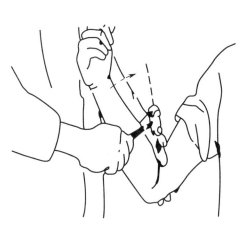

图 2-1-13　肱二头肌反射检查

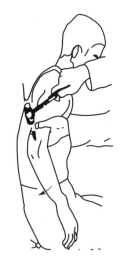

图 2-1-14　肱三头肌反射检查

3. 膝反射

受检者取坐位，两小腿自然下垂悬空，检查者持叩诊锤叩击膝盖下方股四头肌肌腱（图2-1-15），正常反应为膝关节伸直。

4. 跟腱反射

跟腱反射又称踝反射。受检者取仰卧位，髋关节、膝关节均微屈曲，下肢取外旋外展位。检查者左手抓住受检者足部，轻向外上方用力，使足背与小腿成直角，右手持叩诊锤叩击跟腱（图2-1-16）（正常反应：腓肠肌收缩，足向跖面屈曲）。

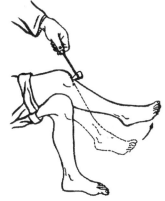

图 2-1-15　膝反射检查

【注意事项】

（1）检查时受检者肢体肌肉应尽量放松，以消除紧张情绪。

（2）叩击肌腱部位要准确，叩击力量要适度。

（3）检查时要注意比较两侧腱反射的不同之处。

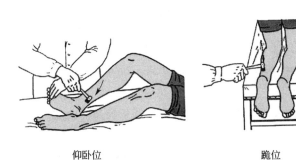
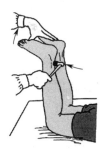

仰卧位　　　　　　　　　　　　跪位　　　　　　　　俯卧位

图 2-1-16　跟腱反射检查

【探索性思考题】

肱二头肌反射、肱三头肌反射、膝反射、跟腱反射检查分别有什么临床意义？

实验六　人体动脉压的测定及运动、体位对血压的影响

【目的要求】

1. 学习袖带法测定人体肱动脉血压的原理和方法。
2. 掌握人体肱动脉收缩压与舒张压产生的原理。
3. 观察运动、体位对人体血压的影响。

【基本原理】

　　动脉血压，是指流动的血液对血管壁所施加的侧压力。临床上常用袖带间接测压法来测定人体动脉血压，它是利用袖带压迫动脉使动脉血流发生湍流并产生血管音，然后通过听诊器听取血管音来测量血压的。测量部位一般常在肱动脉。通常血液在血管内顺畅地流动时并没有声音，但当血管受压变狭窄或血液发生湍流时，则可发生所谓的血管音。

　　用充气袖带缚于上手臂加压，使动脉被压迫而血流阻断，然后放气，缓慢降低袖带内的压力，当袖带内压力高于动脉收缩压时，血管受压、血流阻断，此时听不到血管音，也触不到桡动脉搏动。当袖带内压力等于或略低于动脉内最高压力时，有少量血液通过压闭区，在血管内引起湍流，此时用听诊器可听到血管壁震颤音，并能触及脉搏，此时袖带内的压力即代表收缩压。当袖带内压力等于或稍低于舒张压时，血管处于通畅状态，失去了造成湍流的因素，声音突然由强变弱或消失，此时袖带内压力代表舒张压。

　　在运动和体位变化时，由于机体神经和体液的调节，使循环系统产生一系列适应性变化而改变动脉收缩压和舒张压。

【实验对象】

　　正常人。

【实验器材】

　　血压计、听诊器、手表。

【方法与步骤】

　　(1) 使用血压计测量动脉血压（图 2-1-17），常用的血压计有 2 种，即水银式与表式。2 种血压计都包括 3 部分：即袖带、橡皮球和测压计。水银式血压计在使用前，应先检查血压计是否完好，橡皮球是否漏气，排净袖带内的空气，打开水银柱根部的水银开关。

　　(2) 受检者取端坐位，脱去一侧衣袖，静坐 5min 以上。

　　(3) 受检者前臂平放于桌上，手掌向上，令上臂中段与心脏在同一水平高度。将袖带卷缠在距离肘窝上方 2cm 处，松紧度适宜，以能插入两指为宜。

　　(4) 在肘窝处靠近内侧先用手指触及脉搏所在，将听诊器胸件放于上面。

　　(5) 一手轻压听诊器胸件，另一手紧握橡皮球朝袖带内充气，加压到听不到血管音时，继续打气使水银柱继续上升 2.6kPa（20mmHg），一般达到 24kPa（180mmHg）左右，随即轻轻拧松放气螺帽，缓慢放气，以降低袖带内压，在水银柱缓慢下降的同时仔细听诊。

　　(6) 当突然出现第一声"嘣嘣"样的血管音时，血压计上所示水银柱刻度即代表收缩压。继续缓慢放气，这时声音将发生一系列的变化，先由低而高，然后由高突然变低钝，最后则完全消失。在声音由高突然变低钝这一瞬间，血压计上所示水银柱刻度即代表舒张压。

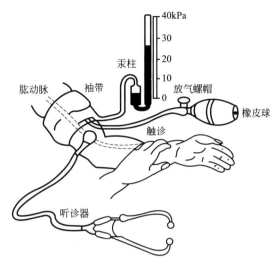

图 2-1-17　血压计测量人体动脉血压方法示意图

【观察项目】

（1）测定安静坐位状态下的心率、血压　所有同学都作为受检对象，受检者在安静环境中静坐，左上臂缠上袖带，不讲话，也不要注意操作过程及水银柱的波动。

（2）观察运动对血压的影响　每组选一个同学作为受检对象。例如，做蹲下起立运动：以每 2s/次的速度做 20 次，在运动后即刻、3min、5min 和 10min 时各测定血压 1 次；健康人做蹲下起立运动的标准：运动刚停止时，心跳次数增加 30 次以上，收缩压增加 4～5.3kPa（30～40mmHg），而舒张压增加不到 1.33kPa（10mmHg），并且在 3min 内恢复至安静状态。而心功能不全者运动刚结束时，心跳次数增加 30 次以上，收缩压仅有轻微增加，舒张压则显著增高，心跳、血压恢复至安静状态至少需要 5min。

（3）观察体位变化对血压的影响　每组选择一个同学作为受测对象，先让受检者安静平躺 10～30min 后，每隔 2min 测定其血压，直至稳定为止；然后让受检者下床站立于地上。在站立后即刻、3min、5min 和 10min 时各测定血压 1 次；起立试验阳性反应判断标准：舒张压降低 2.1kPa（16mmHg）以上，收缩压降低 1.6kPa（12mmHg）以上，脉搏增加 21次/min 以上，符合以上一项者即为阳性反应。本实验阳性反应是交感神经紧张度欠佳所致。有时由于大脑缺血，可出现头晕与昏厥。

【注意事项】

（1）室内必须保持安静，以利于听诊。袖带不宜绑得太松或太紧。

（2）动脉血压通常连续测 2～3 次，每次间隔 2～3min。一般取两次较为接近的数值为准。重复测定时袖带内的压力须降到"0"挡后方可再次充气。

（3）上臂位置应与心脏同高；袖带应缚于肘窝以上。听诊器胸件放在肱动脉位置上面时不要用力压或直接塞在袖带下测量，也不能接触太松以致听不到声音。

（4）如血压超出正常范围，应让受检者静坐休息 10min 后再测量。受检者休息期间，可将袖带解下。

（5）注意正确使用血压计，开始充气前要打开水银柱根部的开关，使用完毕后应向右倾斜 45°然后关上开关，以免水银溢出。

【实验结果】

将测量数据填入表 2-1-1 和表 2-1-2。分析和讨论结果。

表 2-1-1　正常血压脉搏测量表

序号	血压(静坐)/mmHg	脉搏(静坐)/(次/min)
1		
2		

表 2-1-2　不同状态下血压变化记录表

人体状态	血压/mmHg	人体状态	血压/mmHg
静坐时		平躺时	
运动后即刻		站立后即刻	
运动后 3min		站立后 3min	
运动后 5min		站立后 5min	
运动后 10min		站立后 10min	

【探究性思考题】

1. 什么叫收缩压和舒张压？其人体正常值是多少？
2. 如何测定收缩压和舒张压？其原理是什么？
3. 测量血压时，为什么不能直接把听诊器胸件塞在袖带底下？
4. 为什么不能在短时间内反复多次测量血压？
5. 运动前后血压有何不同？其机制是什么？

实验七　期前收缩与代偿间歇

【目的要求】

1. 本实验目的是通过学习在体蛙心脏活动的描记方法，理解期前收缩与代偿间歇的发生机制。学习在体蛙心脏活动的描记方法，理解期前收缩与代偿间歇的发生机制。

2. 观察在心脏活动的不同时期给予刺激，以验证心肌兴奋性阶段性变化的特征。

3. 要求学生能独立操作每一个实验步骤，了解和掌握相关的原理，准确辨认收缩相、舒张相、期前收缩、代偿间歇及了解心脏搏动的基本曲线图，培养学生熟练的操作能力。

【基本原理】

在每次心动周期中，心肌每发生一次兴奋-收缩后，其兴奋性将发生一系列周期性变化。心肌兴奋后其兴奋性变化的特点是有效不应期特别长，相当于整个收缩期以及舒张期的早期，在此期间给予任何强大刺激均不能引起心肌兴奋收缩。随后为相对不应期，在此期给予心肌强的刺激可引起心肌兴奋收缩，最后为超常期。后两期均处于心肌舒张期内，因此，在舒张期如果在窦房结（两栖类为静脉窦）按正常节律性兴奋下达以前，给予心室肌一次适当的阈上刺激可引起一个提前出现的扩布性兴奋和收缩，称为期前收缩或额外收缩，也称早搏。期前收缩也有自己的有效不应期，而随后窦房结传来的正常的节律性兴奋，常常落在这个期前收缩的有效不应期中，因而不能引起心室的兴奋和收缩，这样心室较长时间地停留在舒张状态，直至下一次窦房结正常的节律性兴奋到达时，才恢复原来的正常的节律性兴奋和收缩。因此，期前收缩后就会出现一个较长时间的舒张间歇期，称为代偿间歇。

【实验对象】

蛙或蟾蜍。

【实验器材与试剂】

（1）实验器材　张力换能器、刺激电极、蛙板、蛙类手术器械（探针、粗剪、手术剪、眼科剪、镊子、玻璃分针）、蛙心夹、铁支柱、双凹活动夹、棉线、小烧杯、滴管、生物信号采集处理系统。

（2）试剂　任氏液。

【方法与步骤】

（1）准备仪器装置　准备好生物信号采集处理系统、张力换能器和刺激器。

（2）制备蛙心标本　取蟾蜍，毁脑和脊髓，仰卧固定于蛙板上。于剑突下将胸部皮肤向上剪开，剪掉胸骨，打开心包，暴露心脏（图 2-1-18）。将与张力换能器相连的蛙心夹在心室舒张期夹住心尖，蛙心夹与张力换能器间的连线应有一定的紧张度。固定刺激电极，使其两极与心室接触（图 2-1-19）。

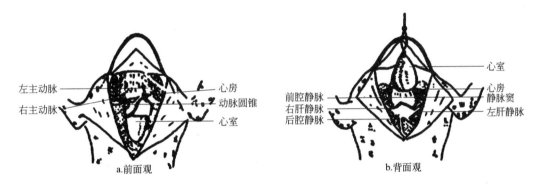

图 2-1-18　蟾蜍心脏示意图

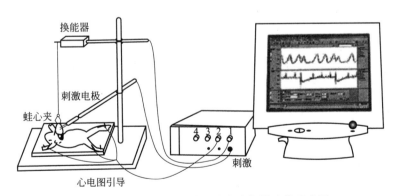

图 2-1-19　在体蛙心期前收缩实验仪器连接示意图

【观察项目】

描记正常蛙心的搏动曲线，观察曲线的收缩相和舒张相。用中等强度的单个阈上刺激分别在心室收缩早、中、晚期和舒张早、中、晚期刺激心室（刺激前后要有 3～4 个正常心搏作对照，不可连续输出 2 个刺激），观察能否引起期前收缩。若能引起期前收缩，观察其后是否出现代偿间歇。

【注意事项】

（1）记录曲线时应加以说明注释。

（2）实验过程中，应经常用任氏液湿润心脏。

（3）装在心室上的刺激电极应避免短路。

（4）心跳曲线的上升支应代表心室收缩，下降支代表心室舒张，如相反则应将换能器倒向。

（5）选择适当的阈上刺激强度时，可先用刺激电极刺激蟾蜍的腹壁肌肉，以检测强度是否适宜。

【探索性思考题】

1. 讨论期前收缩和代偿间歇产生的原因。

2. 心肌有效不应期长有何生理意义？

3. 在什么情况下期前收缩之后，可以不出现代偿间歇？

4. 试设计实验，观察刺激强度、刺激时间对期前收缩幅度的影响。

实验八　消化道平滑肌的生理特性

【目的要求】

1. 熟悉消化道平滑肌离体标本的制备方法。

2. 掌握实验药物与温度对离体小肠平滑肌活动的影响机制。

3. 学习哺乳动物离体器官灌流的方法。

4. 结合药理学相关知识，自行设计抗乙酰胆碱药物阿托品以及拟乙酰胆碱药物新斯的明对小肠平滑肌自律性活动和紧张性的影响，以观察其对乙酰胆碱的拮抗作用以及拟似作用，进而加深对乙酰胆碱作用的理解，同时学习应用药理学实验方法来研究神经递质对生理功能的影响。

5. 要求学生了解科研过程，培养学生发现问题、分析问题、解决问题的能力。

6. 要求学生能独立操作每一个实验步骤，了解和掌握相关的原理，培养学生熟练操作。

【实验对象】

家兔。

【实验器材与试剂】

（1）实验器材　手术台、常用手术器械、张力换能器（量程为 25g 以下）、供氧袋、压力调节阀、氧气钢瓶、注射器、培养皿、烧杯、铁支架、双凹活动夹、棉线、手术缝针、滴管、三维调节器、恒温平滑肌浴槽、生物信号采集处理系统。

（2）试剂　台氏液（4℃和室温两种）、无 Ca^{2+} 台氏液、0.01%去甲肾上腺素、0.01%乙酰胆碱、1∶10000 阿托品、新斯的明注射液、1mol/L NaOH 溶液、1mol/L HCl 溶液。

【基本原理】

1. 实验原理

消化道平滑肌除具有兴奋性、传导性和收缩性外，还具有自动节律性、紧张性和伸展性以及对化学刺激、温度刺激敏感等特点。消化道平滑肌在离体之后，置于适宜的环境中仍能进行节律性收缩，环境中各种理化因素，如环境的温度、酸碱度、渗透压、一些特殊的无机盐离子、某些生物活性物质以及供氧和牵拉等刺激，都可以改变消化道平滑肌的收缩活动，而表现为收缩的节律、收缩的强度、收缩的速度以及紧张性收缩等方面的改变。本实验观察离体小肠在模拟内环境（离子成分、晶体渗透压、酸碱度、温度、氧分压等方面类似于内环境）中其紧张性和自律性活动，以及在体液环境改变的情况下上述活动的变化，从而了解其多种生理特性。

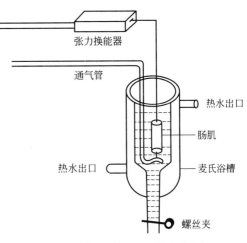

图 2-1-20　恒温平滑肌浴槽实验装置

2. 实验装置介绍

恒温平滑肌浴槽可用来记录消化道平滑肌的收缩活动，分为外槽和内槽（图 2-1-20），实验室使用的恒温平滑肌浴槽内槽是一个麦氏浴槽，用来浸浴实验标本，外槽内有恒温循环水以保持内槽中的台氏液恒温，使其温度保持在 37～38℃。小肠标本一端固定在麦氏浴槽底部的玻璃钩上，另一端连至张力换能器的悬臂上。张力换能器与计算机相连。麦氏浴槽中的台氏液以刚能淹没肠管为宜。麦氏浴槽底部还有通气口和排液口，通过这些开口可排液和供给标本所需氧气。

【方法与步骤】

1. 离体消化道平滑肌标本制备

取禁食24h的健康家兔，一手提后肢使头部自然下垂，另一手以木槌猛击兔的头枕部使其昏迷，立即剖开腹腔，以胃为标志找到十二指肠，右手大拇指和示指轻轻自幽门端向下挤压，将肠内容物推向下方，然后自十二指肠向下取20～30cm的肠段，除去肠系膜及周围脂肪组织后，用台氏液冲洗干净，保存于盛有4℃台氏液的平皿中备用。实验时取2～3cm的肠段，两端用丝线部分结扎肠管，注意避免封闭肠管，让其管腔能与溶液相通。然后将此肠段一端固定在麦氏浴槽的玻璃弯钩上，另一端固定在张力换能器的悬梁上，此线不宜过长且必须垂直。

2. 实验装置的连接与使用

张力换能器与生物信号采集处理系统的1通道连接。适当调节换能器的高度，使其与标本间连线的松紧度合适。标本和连线应悬于浴槽中央，不能与浴槽壁接触。打开生物信号采集处理系统，进入平滑肌特性实验，描记平滑肌收缩曲线。

【观察项目】

不同影响因素对离体小肠平滑肌生理特性的影响：

（1）正常收缩曲线　描记一段离体小肠平滑肌的正常收缩曲线，注意观察基线水平、收缩幅度和节律。

（2）乙酰胆碱的作用　在麦氏浴槽中加入 0.01% 乙酰胆碱 1～2 滴，观察肠段收缩活动（包括收缩的节律、收缩的强度、收缩的速度）的变化。待作用出现后，放掉浴槽中的台氏液，加入预先准备好的 38℃ 新鲜台氏液。重复更换 2～3 次新鲜台氏液，待肠段活动恢复至对照水平时，进行下一项实验。

（3）去甲肾上腺素的作用　在麦氏浴槽中加入 0.01% 去甲肾上腺素 1～2 滴，观察肠段收缩有何变化。然后，同上法将浴槽中的台氏液换成 38℃ 新鲜台氏液。待其活动恢复正常后，进行下一项实验。

（4）阿托品的作用　在浴槽中加入 1：10000 阿托品 2～4 滴，经 1min 后，再加入 1：10000 乙酰胆碱 1～2 滴，观察肠段张力的变化，并与第（2）项结果比较。同上法将浴槽中的台氏液换成 38℃ 新鲜台氏液。待其活动恢复正常后，进行下一项实验。

（5）新斯的明的作用　在浴槽中加入新斯的明注射液 1～2 滴，观察肠段收缩有何变化。然后，同上法将浴槽中的台氏液换成 38℃ 新鲜台氏液。待其活动恢复正常后，进行下一项实验。

（6）盐酸的作用　在浴槽中滴入 2 滴 1mol/L 的 HCl 溶液，观察平滑肌的反应。

（7）氢氧化钠的作用　在（5）基础上加等容量的 1mol/L NaOH 溶液入浴槽内，观察其反应。按上法更换台氏液，反复冲洗。

（8）放掉台氏液，将肠段用 38℃ 无 Ca^{2+} 台氏液冲洗 2 次，换新鲜 38℃ 的无 Ca^{2+} 台氏液，观察小肠收缩曲线有何变化。

（9）向无 Ca^{2+} 台氏液浴管内加入 1：10000 的乙酰胆碱 1～2 滴，观察肠段活动变化。

（10）用 38℃ 正常台氏液（含 Ca^{2+}）冲洗肠段 3 次，加正常台氏液于平滑肌浴管中，观察肠平滑肌自发性收缩是否恢复。

（11）向含 Ca^{2+} 台氏液浴管内加入 1：10000 的乙酰胆碱 1～2 滴，观察肠段对乙酰胆碱的反应。冲洗。

（12）温度的作用　将浴槽中的台氏液换成 25℃ 台氏液，观察收缩有何变化。逐步加温至 38℃ 和 45℃，分别观察收缩活动的变化，进行不同温度下收缩情况的比较。

【注意事项】

（1）恒温平滑肌浴槽装置中需先加满水，然后开电源，禁止无水加热。

（2）加药前，先准备好每次更换用的 38℃ 左右的台氏液。

（3）每加入一次药物前需先描记一段肠段运动曲线，每次加药出现反应后，必须立即更换浴槽内的台氏液，至少 2 次。每项实验加入台氏液的量应相同。待肠段运动恢复正常后再进行下一项实验。

（4）上述各药用量系参考剂量，若效果不明显，可以增补加药。但不可一次过多，以免引起不可逆反应。

（5）实验过程中，必须保证标本的供氧，供氧速度以一个个小气泡为宜，充气过猛会导致标本较大幅度的摆动。

（6）游离及取出肠段时，动作要快，但要避免过度牵拉或使组织干燥而影响其活性。整个过程应保持营养液恒温和通入 O_2。

【探索性思考题】

1. 分析实验中各项因素影响小肠平滑肌活动的作用机制。

2. 为什么离体小肠具有自律性运动？

实验九 反射弧分析

【目的要求】

1. 分析反射弧的组成部分。
2. 探讨反射弧的完整性与反射活动的关系。

【基本原理】

在中枢神经系统参与下，机体对刺激所产生的具有适应性和规律性的反应过程称为反射。实现反射活动的结构基础是反射弧。反射弧的结构和功能的完整是实现反射活动的必要条件。反射弧的任何一部分受到破坏都会使反射活动消失。

【实验对象】

蛙 3 只。

【实验器材与试剂】

（1）实验器材 常用手术器械（粗剪、手术剪、手术钳、眼科剪、眼科镊、毁髓针、玻璃解剖针）、铁支架、肌夹、烧杯、纱布、粗棉线。

（2）试剂 0.65%生理盐水、0.5%硫酸溶液。

【方法与步骤】

1. 脊髓蛙的制备

将粗剪的一刃，插入蛙口。沿鼓膜后缘连线的后方剪断蛙头，该蛙即成为脊髓蛙，用棉球覆盖在脊柱断面上。当断头后该蛙对刺激不呈现任何反应时，即表示该蛙处于"脊髓休克"状态。10～20min 后，若将伸展的后肢拉直，它会立刻曲缩回去，对刺激呈现反应。用肌夹夹住蛙的下颌悬挂在支台上，如蛙频繁地活动，待其安静后即可进行下述实验。

2. 感受器的作用

（1）将 0.5%硫酸溶液浸过的滤纸贴在蛙的任一足背上，观察腿部是否能引起屈膝反射。

（2）上述实验之后立即用清水冲洗蛙。然后将足踝部皮肤作环形切开，将皮肤剥去。待蛙安静后，再将浸过 0.5%硫酸溶液的滤纸贴在该足上踝部裸露的肌肉上，观察腿部是否能引起屈膝反射。

3. 周围神经的传导作用

取另一完整的脊髓蛙，于该大腿背面内侧将皮肤剪开 1cm 长的纵切口。从股二头肌与半膜肌之间剥离出坐骨神经并将其剪断，再用 0.5%硫酸溶液刺激，观察是否能引起屈膝反射。

4. 神经中枢的反射功能

取另一完整的脊髓蛙，用探针插入脊椎管破坏脊髓后，再用浸过 0.5%硫酸溶液的滤纸刺激蛙各部分皮肤，观察是否有反射活动。

【注意事项】

(1) 制备脊髓蛙时，注意剪断蛙头的位置。

(2) 剪断蛙头后，不要用水冲洗断面。

(3) 每次用0.5%硫酸溶液刺激后应立即用清水洗净刺激部位，并用纱布揩干。

(4) 足趾部皮肤必须剥净，不要残留。

【实验结果】

脊髓蛙的反射活动见表2-1-3。结果分析讨论。

表 2-1-3   脊髓蛙的反射活动

实验方法	完整的脊髓蛙的反射活动	破坏周围神经的脊髓蛙的反射活动	破坏神经中枢的脊髓蛙的反射活动
0.5%硫酸溶液滤纸刺激足背皮肤			
0.5%硫酸溶液滤纸刺激足部肌肉			

【探索性思考题】

1. 该实验各步分别出现什么结果，为什么？

2. 根据实验总结屈膝反射的反射弧由哪几部分组成？

实验十   红细胞的渗透脆性

【目的要求】

测定红细胞对低渗溶液的渗透脆性。

【基本原理】

正常状态下机体红细胞内的渗透压与血浆渗透压大致相等，这对保持红细胞的形态尤其重要。将机体红细胞放入等渗溶液（0.9%NaCl溶液）中，红细胞能保持正常的大小和形态。但如把红细胞放入高渗NaCl溶液中，水分将逸出胞外，红细胞将因失水而皱缩。相反，若将红细胞放入低渗NaCl溶液中，水分进入细胞，红细胞膨胀变成球形，甚至膨胀而破裂，血红蛋白释放入溶液中，称为溶血。

实验证明，把正常红细胞放入不同浓度的溶液中（0.85%、0.8%、…、0.3%的NaCl溶液），在0.45%NaCl溶液中，有部分红细胞开始破裂（血红蛋白外溢，使上层液体呈微红色），当红细胞在0.35%或更低浓度的NaCl溶液中，则全部红细胞都破裂（全部液体均呈透明红色）。临床上以0.3%～0.45%NaCl溶液为正常人体红细胞的脆性（也称抵抗力）范围。如果红细胞放入浓度高于0.45%的NaCl溶液中时就出现破裂，说明红细胞的脆性大，抵抗力小；相反，放入浓度低于0.45%的NaCl溶液中时才出现破裂，说明红细胞的脆性小，抵抗力大。

【实验对象】

家兔。

【实验器材与试剂】

(1) 实验器材   试管、试管架、滴管、吸管、注射器、玻璃铅笔、秒表。

（2）试剂　1％NaCl 溶液、0.9％NaCl 溶液。

【方法与步骤】

1. 低渗盐溶液的配制

取洗净烘干的试管 10 支。用玻璃铅笔编号后列于试管架上。参照表 2-1-4 加入相关溶液。

表 2-1-4　操作参照表

项目	1	2	3	4	5	6	7	8	9	10
1％NaCl/mL	1.40	1.30	1.20	1.10	1.00	0.90	0.80	0.70	0.60	0.50
蒸馏水/mL	0.60	0.70	0.80	0.90	1.00	1.10	1.20	1.30	1.40	1.50
NaCl 浓度/％	0.70	0.65	0.60	0.55	0.50	0.45	0.40	0.35	0.30	0.25

2. 制备枸橼酸钠血

家兔麻醉后，背位固定。切开颈部皮肤，分离颈总动脉，插管，放血入烧杯中，事先加入 3.8％枸橼酸钠溶液（血与枸橼酸钠比例为 9∶1），混匀。

3. 观察溶血情况

用注射器向各试管内添加兔血 1 滴，用拇指堵住试管口，轻轻摇晃 2～3 次，室温下静置 1h，然后观察各管澄明度以判断是否溶血。溶血指标如下：①未溶，试管下层浑浊红色，上层无色或橙黄色；②部分溶血，试管下层浑浊红色，上层透明淡红色；③全部溶血，试管呈现透明红色。

4. 预期结果

试管 1～5 号：不溶；试管 6～7 号：部分溶血；试管 8～10 号：全部溶血。

【注意事项】

（1）试管使用前一定要洗净、烘干，保证没有水分、杂质残留。

（2）1％NaCl 溶液与蒸馏水取量要尽量准确。

（3）取血时避免兔毛等杂质混入，血液取入烧杯后不要剧烈摇晃，以免造成红细胞破损。

（4）向试管滴加血液时要垂直滴加。

（5）静置、观察过程中不要剧烈摇晃试管。

【实验结果】

实验现象记录分析见表 2-1-5。分析和讨论结果。

表 2-1-5　不同浓度 NaCl 溶液中细胞膜破裂情况

项目	1	2	3	4	5	6	7	8	9	10
NaCl 浓度/％	0.70	0.65	0.60	0.55	0.50	0.45	0.40	0.35	0.30	0.25
细胞膜破裂情况										

【探索性思考题】

1. 什么叫红细胞的渗透脆性？

2. 红细胞的渗透脆性由什么因素决定？

3. 什么叫血浆胶体渗透压？什么叫血浆晶体渗透压？两者有何区别与联系？

4. 什么叫高渗溶液、低渗溶液、等渗溶液？

实验十一　影响血液凝固的因素

【目的要求】

观察 Ca^{2+} 和纤维蛋白原在凝血过程中的作用。

【基本原理】

血液流出血管后很快就会凝固，形成血块，这一过程称为凝血。凝血分为内源性和外源性两种。两种凝血都是在组织因子的参与下发生。其过程包括凝血酶原激活物形成、凝血酶形成和纤维蛋白形成三步。本实验直接从动物动脉放血，血液几乎没有和组织因子接触，其凝血过程主要由内源性凝血系统发动。血液凝固受许多因素影响，各种凝血因子可直接影响血液凝固过程。其中 Ca^{2+} 作为一种凝血因子被络合剂枸橼酸钠除去后，可阻断凝血酶原激活物的形成，从而使血液不能凝固。纤维蛋白原在凝血过程中由凝胶状态转化为溶胶状态。因此，血液中纤维蛋白原除去后，血液就不能凝固。

【实验对象】

家兔 1 只。

【实验器材与试剂】

（1）实验器材　手术台、常用手术器械（手术剪、手术镊、止血钳、粗剪、眼科剪、眼科镊、玻璃解剖针）、动脉插管、照明灯、棉签、纱布、丝线、注射器（1mL、5mL、50mL）、烧杯、试管刷。

（2）试剂　2％ $CaCl_2$ 溶液。

【方法与步骤】

家兔麻醉后，背位固定。切开颈部皮肤，分离颈总动脉，插管，放血入 3 个小烧杯内。1 号烧杯静置；2 号烧杯加入 3.8％枸橼酸钠溶液（血与枸橼酸钠比例为 9：1），混匀；3 号烧杯用小号试管刷轻轻搅拌，数分钟之后，试管刷上结成红色血团。用水冲洗后，观察纤维蛋白的形状。然后比较 3 个烧杯的凝血情况。在 2、3 号烧杯中各滴加 2％ $CaCl_2$ 1 滴，再观察凝血情况。

预期结果：1 号烧杯，凝血；2 号烧杯，不凝；3 号烧杯，不凝，滴加 2％ $CaCl_2$ 后，凝血。

【注意事项】

（1）烧杯使用前一定要洗净、烘干，保证没有水分、杂质残留。

（2）取血时避免兔毛等杂质混入。

【实验结果】

观察 1 号、2 号、3 号烧杯的溶血情况，分析和讨论结果。

【探索性思考题】

1. 正常人体内的血液为什么不会发生凝固?
2. 怎样加速或延缓血液凝固? 试阐明其机制。
3. 枸橼酸钠抗凝的机制是什么?
4. 纤维蛋白原在凝血过程中有什么作用?

实验十二　食管、胃和小肠运动的观察

【目的要求】

1. 观察正常情况下, 食管、胃和小肠的运动形式。
2. 了解神经和某些药物对食管、胃和小肠运动形式的影响。

【基本原理】

食管蠕动是复杂的吞咽反射动作的组成部分, 是一种反射活动。胃肠道平滑肌总是保持一定的紧张度并产生一定形式的收缩运动。分别刺激吞咽反射的传入和传出神经, 可观察和分析吞咽反射和食管蠕动的发生过程及特征。

【实验对象】

家兔。

【实验器材与试剂】

(1) 实验器材　常用手术器械(粗剪、手术剪、手术钳、眼科剪、眼科镊、毁髓针、玻璃解剖针)、保护电极、刺激器、兔解剖台。

(2) 试剂　30g/L 戊巴比妥钠、阿托品注射液、新斯的明注射液、生理盐水。

【方法与步骤】

1. 反射与食管蠕动

(1) 耳缘静脉注射戊巴比妥钠(浓度为 30g/L, 按 1mL/kg 剂量给药)进行麻醉, 然后背位将家兔固定于兔解剖台上。

(2) 从喉头上缘沿正中线向下剪毛, 并作长 5~7cm 的皮肤切口。暴露喉头, 分离气管, 并在气管下穿一条线备用。

(3) 在喉头右侧分离喉头上神经, 并在神经下穿双线, 以备结扎用。分离左侧迷走神经, 穿一条线备用。

2. 胃和小肠运动

(1) 剪去上腹部毛, 自剑突下沿腹正中线在腹壁上作一 8~10cm 切口, 暴露胃和肠。

(2) 在膈下食管的末端找出迷走神经的前支, 套上保护电极。

3. 观察反射与食管蠕动

(1) 拉气管的牵引线, 使食管暴露。观察无刺激时食管的蠕动情况。

(2) 观察用中等强度连续刺激食管时食管的反应。

(3) 观察电刺激喉上神经时, 有无吞咽活动及食管蠕动波。

(4) 观察剪断迷走神经后, 分别刺激其中枢端和外周端时, 反应有何不同。

（5）在新斯的明作用的基础上，耳缘静脉注射阿托品注射液（含量 0.5mg/mL），观察胃肠运动的变化。

【注意事项】

（1）胃肠不要离开腹腔，并且要注意保温。
（2）随时用温热生理盐水湿润胃肠，防止干燥。

【探索性思考题】

食管、胃和小肠的运动形式是什么？

实验十三　胸内负压的测定

【目的要求】

1. 观察胸内压力。
2. 掌握呼吸运动对胸内负压的影响。

【基本原理】

胸膜腔是由脏层和壁层胸膜构成的密闭腔隙，两层间含有少量液体。胸膜腔内压力通常低于大气压，称为胸内负压，胸膜腔的密闭性及潜在的肺弹性回缩力是胸膜腔负压形成的必要条件。正常呼吸时，胸膜腔内的压力也会随着呼吸运动而变化。若胸膜腔密闭性被破坏，胸膜腔与外界相通形成气胸，则胸内负压消失。

【实验对象】

家兔 1 只。

【实验器材与试剂】

（1）实验器材　常用手术器械（手术剪、手术镊、止血钳、粗剪、眼科剪、眼科镊、玻璃解剖针）、兔手术台、气管插管、水银检压计、较粗的注射针头。
（2）试剂　30g/L 戊巴比妥钠。

【方法与步骤】

1. 手术前准备

（1）实验装置准备　水银检压计内液面保持在"0"刻度处，并与动物胸膜腔在同水平。
（2）动物的麻醉　用戊巴比妥钠（浓度为 30g/L，按 1mL/kg 剂量给药）从家兔耳缘静脉注射麻醉，固定在兔手术台上，颈部手术视野剪毛。

2. 手术及穿刺

沿颈部正中线切开皮肤 5～7cm，用止血钳钝性分离皮下组织和肌肉，暴露和分离出气管，在气管上作一"T"形切口，插入气管插管，用棉线固定。将右侧第 4～5 肋间靠近腋前线处兔毛剪掉，用连于水银检压计的注射针头，沿肋骨上缘垂直刺入胸膜腔内，刺入深度约 0.5cm，不宜过深或过浅。如刺入胸膜腔中，水银检压计液面会立刻发生移动。

【观察项目】

（1）观察吸气与呼气时的水银检压计移动的幅度，记录胸内负压。

（2）将气管插管的右侧支管夹紧，使呼吸运动加强，观察呼吸道阻力增大时，胸内负压的变化。

【注意事项】

胸膜腔穿刺时，针头斜面应朝向头侧，针头刺入不能太深。

【探索性思考题】

1. 胸内负压是怎样形成的？有什么生理意义？
2. 呼吸道阻力增大对胸内负压有什么影响？

实验十四　瞳孔对光反射和近反射

【目的要求】

学习瞳孔对光反射和近反射的检查方法，了解其检查的临床意义。

【基本原理】

眼视近物或受光线刺激时，均可引起瞳孔大小的调节，前者为瞳孔近反射，后者为瞳孔对光反射。瞳孔对光反射中枢在中脑，其效应是双侧性的。检查瞳孔反射能了解包括中脑在内的神经反射弧是否正常。

【实验对象】

正常人。

【实验器材】

手电筒。

【方法与步骤】

1. 瞳孔对光反射

（1）直接对光反射　受检者坐在较暗处，检查者先观察受检者两眼瞳孔的大小，然后用手电筒照射受检者一侧瞳孔，正常情况下，可见该侧瞳孔迅速缩小；停止照射，瞳孔迅速恢复正常（成人瞳孔直径为 2.5～4.0mm，其变动范围为 1.5～8.0mm）。

（2）互感性对光反射（间接性对光反射）　用手沿鼻梁将两眼视野分开，用手电筒照射受检者一侧瞳孔，观察另一侧瞳孔是否缩小。

2. 瞳孔近反射

受检者注视正前方 5m 外某一物体，检查者先观察受检者两眼瞳孔的大小和位置，然后将物体迅速移到其眼前，受检者必须目不转睛地注视该物体，观察两眼瞳孔是否缩小，并注意有无双眼球会聚现象。

【注意事项】

瞳孔对光反射不能在强光下进行。

【探索性思考题】

1. 检查瞳孔对光反射有什么临床意义？

2. 讨论互感性对光反射的反射过程。

实验十五　视力测定

【目的要求】

学习视力测定的方法，了解其检查的临床意义。

【基本原理】

通常以分辨两点的最小视角（a'）来衡量视力（视敏度）。用标准对数视力表测定的视力，可用小数记录（V）或 5 分记录（L），$V=1/a'=d/D$；$L=5-\log a'$。d 为受检者辨认某字形视标的最远距离（视力表设计为 5m），D 为正常视力辨认该字形视标的最远距离（即设计距离，数值上 $D=5a'$）。

视力表每行字旁边的 L、V 数值，表示 $d=5$m 处能辨认该字形的视力，如受检者在 5m 处能辨认第 11 行字时，$a'=1'$，那么 $L=5-\log 1=5$；$V=1/1=5/5=1.0$，同理只能辨认第 1 行字时，$a'=10'$，$L=5-\log 10=4$；$V=1/10=5/50=0.1$。余依此类推。

【实验对象】

正常人。

【实验器材】

标准对数视力表、指示棒、米尺、遮眼板。

【方法与步骤】

（1）将视力表挂在光线充足的墙上，表上第 11 行字与受检者眼睛于同一水平高度。受检者站或坐在距视力表前约 5m 处，用遮眼板遮一侧眼后，测试另一侧眼的视力。一般先测右眼，后测左眼。

（2）检查者用指示棒自上而下逐行指表上符号，每指一符号，让受检者说出表上"E"或"C"缺口的方向，直至不能辨清为止。受检者能分辨的最后一行符号的表旁数值，即代表受检者该侧眼的视力。

（3）依此法检查另一眼的视力。

【注意事项】

遮眼板的遮眼范围及与眼的距离要适宜。

【探索性思考题】

影响视力的因素有哪些？

实验十六　色盲检查

【目的要求】

1. 学会检查色盲的方法。
2. 了解色盲检查的临床意义。

【基本原理】

色盲是指一种对全部颜色或某些颜色缺乏分辨能力的色觉障碍，可分为全色盲和部分色盲。全色盲只能分辨明暗，极少见；部分色盲又可分为红色盲、绿色盲及蓝色盲，其中以红、绿色盲最为多见。可用色盲图谱检查。

【实验对象】

正常人。

【实验器材】

色盲检查图谱。

【方法与步骤】

（1）色盲检查图谱种类较多，使用前应仔细阅读使用说明书。

（2）在自然光线下，检查者逐页翻开检查图谱，受检者要尽快回答所见数字或图形，检查者注意其回答是否正确，时间是否超过30s。若有误，则应按色盲检查图谱的说明进行判断。

【注意事项】

检查时检查者要认真，不能对受检者有任何提示。

【探索性思考题】

1. 颜色视觉与哪一种感光细胞有关？为什么？

2. 颜色视觉形成的"三原色学说"基本内容是什么？

实验十七　人的视野与盲点测量

【目的要求】

1. 了解测定视野的意义，测量出人体视野范围。

2. 寻找盲点的存在，并计算盲点所在的位置和范围。

【基本原理】

1. 视野

视野是单眼固定注视正前方一点时所能看见的空间范围，此范围又称为周边视力，也就是黄斑中央凹以外的视力。借助此种视力检查可以了解整个视网膜的感光功能，并有助于判断视觉传导通路以及视觉中枢的功能。正常人的视力范围在鼻侧和额侧的较窄，在颞侧和下侧的较宽。在相同的亮度下，白色视野最大，红色次之，绿色最小。不同颜色视野的大小，不仅与面部结构有关，更主要的是取决于不同感光细胞在视网膜上的分布情况。

2. 盲点

视网膜在视神经离开视网膜的部位（即视神经盘所在的部位）没有视觉感受细胞，外来光线成像于此不能引起视觉，故称该部位为生理性盲点。由于生理性盲点的存在，所以视野中也存在生理性盲点的投射区。此区为虚性绝对性暗点，在客观检查时是完全看不到视标的部位。根据物体成像规律，通过测定生理性盲点投射区域的位置和范围，可以根据相似三角形各对应边成正比的定理，计算出生理盲点所在的位置和范围。

【实验对象】

正常人。

【实验器材】

视野计、红色和绿色视标、视野图纸、眼罩、白纸、铅笔、黑色视标、尺。

【方法与步骤】

1. 视野

(1) 观察视野计的结构和熟悉使用方法　视野计的样式颇多，最常用的是弧形视野计。它是安在支架上的半圆弧形金属板，可围绕水平轴旋转360°。该圆弧上有刻度，表示由点射向视网膜周边的光线与视轴之间的夹角。视野界限即以此角度表示。中央装一个固定的黄色注视点，其对面的支架上附有可上下移动的托颌架。测定时，受试者的下颌置于托颌架上。此外，视野计附有各色视标，在测定各种颜色的视野时使用。

(2) 在明亮的光线下，受试者下颌放在托颌架上，调整托架高度，使眼与弧架的中心点在同一条水平线上。遮住一眼，另一眼凝视弧架中心点，接受测试。

(3) 实验者从周边向中央缓慢移动紧贴弧架的白色视标，直至受试者能看到为止。记下此时视标所在部位的弧架上所标刻度。退回视标，重复测试一次，待得出一致的结果以后，将结果标在视野图的相应经纬度上。同法测出对侧的度数。

(4) 将弧架一次转动45°角，重复上述测定，共操作4次得8个度数，将视野图上8个点依次相连，便得出白色视野的范围。每做完弧的一个位置休息2min。

(5) 按上述方法分别测出该侧的红色、绿色视野。

2. 盲点

(1) 将白纸贴在墙上，受试者立于纸前50cm处，用遮眼罩遮住一眼，在白纸上与另一眼相平的地方用铅笔划一"＋"字记号。令受试者注视"＋"字。实验者将视标由"＋"字中心向被测眼颞侧缓缓移动。此时，受试者被测眼直视前方，不能随视标的移动而移动。当受试者恰好看不见视标时，在白纸上标记视标位置。然后将视标继续向颞侧缓缓移动，直至又看见视标时记下其位置。由所记两点连线之中心点起，沿着各个方向向外移动视标，找出并记录各方向视标刚能被看到的各点，将其依次相连，即得一个椭圆形的盲点投射区。

(2) 根据相似三角形各对应边成正比定理，可计算出盲点与中央凹的距离及盲点直径。盲点与中央凹的距离（mm）＝盲点投射区至"＋"字距离×15/500，盲点直径（mm）＝盲点投射区直径×15/500。

【观察项目】

1. 视野（表2-1-6）

被试：＊＊　　主试：＊＊　　被测眼：左眼和右眼

表 2-1-6　右眼红色视野相应经纬度的原始数据表

经度/°	纬度/°	经度/°	纬度/°
0	70	180	47
45	48	225	38
90	44	270	34
135	46	315	43

2. 盲点

被试：＊＊　主试：＊＊　被测眼：右眼

根据测量，盲点投射区至"＋"字的距离＝236mm，垂直径＝60mm，横径＝20mm。

【实验结果】

1. 视野（图 2-1-21）

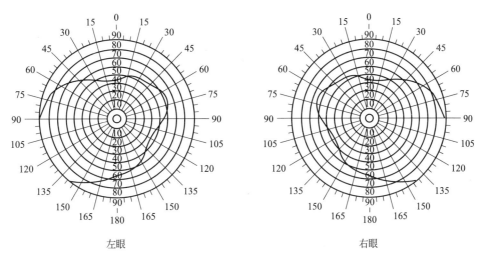

左眼　　　　　　　　　右眼

图 2-1-21　视野图

2. 盲点

(1) $\dfrac{盲点与中央凹的距离}{盲点投射区域与"十"字的距离} = \dfrac{节点与视网膜的距离（以15mm计）}{节点到白纸的距离（500mm）}$

(2) $\dfrac{盲点的直径}{盲点投射区域的直径} = \dfrac{节点与视网膜的距离（以15mm计）}{节点到白纸的距离（500mm）}$

根据公式计算得出盲点与中央凹的距离＝7.08mm，盲点横径＝1.8mm，盲点垂直径＝0.6mm，实验结果与正常盲点值相比，不符合生理性盲点垂直径（7.5±2）cm，横径（5.5±2）cm 的规律。

【结果分析和讨论】

1. 视野

(1) 视野测定时，被测试者的眼睛没有一直盯着中央的小圆片，眼睛有所转动，使被测试者提前或者延后看见亮片。

(2) 仪器问题，如金属刻度感的角度不精确。

(3) 被测试者心理期望，导致测量数据偏差很大。

(4) 主测试者对是否看到红点的标准没有明确规定。

(5) 在测量期间，被测试者反映由于没有中间的休息，眼睛过度疲劳，也会导致一定的误差。

2. 盲点

(1) 实验者与"＋"的距离不能始终保持在 50cm。

(2) 实验者对于看到与看不到"＋"的界定是模糊的，主观判断不是很标准明确，所以测量结果还是误差极大。

（3）移动白纸时，保持水平地移动。

（4）只测量了一次，如果多次测量，应该会相对提高准确性。

（5）实验操作时，没有保持实验室的安静，影响被测试者的判断。

实验十八　声波的传导途径

【目的要求】

1. 比较声波气传导和骨传导两条途径的听觉效果。

2. 掌握常用的鉴别听力障碍的检查方法。

【基本原理】

声波通过气传导和骨传导两条途径传入内耳。气传导是正常情况下声音传导的主要途径，当气传导发生障碍时，骨传导不受影响甚至相对增强。借此可鉴别听力障碍。

【实验对象】

正常人。

【实验器材】

音叉一盒、棉球、橡皮锤、秒表。

【方法与步骤】

1. 同侧耳气传导和骨传导（Rinne's test，RT）的比较

（1）受检者背对检查者而坐，检查者先用橡皮锤敲响音叉后，立即将音叉柄置于受检者一侧颞骨乳突处（骨传导）。此时受检者可听到音叉响声，当听不见声音时，立即将音叉移至同侧的外耳道口处（气传导），受检者又可重新听到声音，直到听不见声音为止。接着，将敲响的音叉先置于外耳道口处，当听不见声音时，立即将音叉再移至同侧颞骨乳突部，询问受检者能否听到声音。分别记下从开始听到声音到听不见声音为止的时间，如气传导时间比骨传导时间长，称为 Rinne's test 阳性。

（2）用棉球塞住受检者同侧外耳道口（模拟气传导障碍），重复上述实验步骤，如气传导时间比骨传导时间短，称为 Rinne's test 阴性。

2. 两耳骨传导（Weber's test，WT）的比较

（1）将敲响的音叉柄置于受检者前额正中，正常时两耳听到的声音强度应相同。

（2）用棉球塞住受检者一侧耳孔，重复上述实验步骤。询问受检者声音偏向哪侧？表 2-1-7 是用 RT 实验和 WT 实验鉴别正常人、传音性耳聋和感音性耳聋的测试结果。

表 2-1-7　RT 实验、WT 实验测试结果表

实验方法	正常人	传音性耳聋	感音性耳聋
RT	（＋）	（－）、（±）	（＋）
WT	＝	→患耳	→健耳

注："→"表示偏向，"＝"表示声音在中间。

【注意事项】

（1）实验过程中，必须保持室内安静，避免影响听觉效果。

（2）不可在坚硬物体上敲击音叉，不可用力过猛。

（3）将音叉振动方向对准外耳道口时，不要触及耳郭和头发。

【探索性思考题】

1. 分析声波传导的主要途径及原因。

2. 正常人为什么可听到不同频率的声音？

实验十九　胰岛素引起的休克现象

【目的要求】

1. 观察小鼠注射过量胰岛素后引起的休克现象。

2. 了解胰岛素对血糖的影响。

【基本原理】

胰岛素是调节机体血糖的激素之一，当体内胰岛素浓度过度增高时，可引起血糖下降，使动物出现休克现象。

【实验对象】

小鼠。

【实验器材与试剂】

（1）实验器材　鼠笼、注射器。

（2）试剂　胰岛素、20％葡萄糖溶液。

【方法与步骤】

（1）将小鼠放在鼠笼中，观察其正常活动情况。

（2）取禁食1日的小鼠2只，分别标记为1号小鼠、2号小鼠，腹腔注射胰岛素20U/只，记录注射时间。

（3）观察小鼠的活动情况，当小鼠出现角弓反张、乱滚等惊厥反应时，记下时间，并立即给1号小鼠皮下或腹腔内注射20％葡萄糖溶液2～3mL，2号小鼠不注射20％葡萄糖溶液，观察小鼠活动的改变，并分析实验结果。

【注意事项】

实验前1日注意禁食。

【实验结果】

观察并记录1号小鼠和2号小鼠不同状态下的表现，分析并讨论结果。测试结果及分析表见表2-1-8。

表 2-1-8　测试结果及分析表

实验组别	潜伏时间	注射胰岛素后反应	注射20％葡萄糖溶液后反应
1号小鼠			
2号小鼠			

【探索性思考题】

正常机体内的胰岛素是怎样调节血糖水平的？

实验二十　肾上腺摘除动物的观察

【目的要求】

1. 了解研究内分泌腺功能的摘除实验法。
2. 验证肾上腺的作用及其对生命活动的重要性。

【基本原理】

肾上腺皮质释放糖皮质激素、盐皮质激素和性激素三类激素，生理功能较广泛而复杂；肾上腺髓质产生肾上腺素和去甲肾上腺素。正常情况下，糖皮质激素、肾上腺素和去甲肾上腺素共同参与调节机体对抗有害刺激的反应，并可增强机体应激能力。因肾上腺髓质功能类似交感神经，摘除动物肾上腺后，对机体影响较小，而肾上腺皮质功能失调现象则迅速出现。

【实验对象】

大鼠。

【实验器材和试剂】

（1）实验器材　外科手术器械、棉球、动物秤、大玻璃缸、秒表。
（2）试剂　乙醚、10%生理盐水。

【方法与步骤】

1. 肾上腺摘除对生命维持的影响

（1）选择雄性大鼠9～30只，分别记录体重，然后分成3组，每组3～10只。第1组假手术，保留肾上腺，做对照。第2、3组动物手术摘除双侧肾上腺。

（2）肾上腺摘除手术　用乙醚麻醉大鼠，取俯卧位，背部剪毛。在大鼠胸椎交界处，沿背部正中线皮肤作一约3cm长的切口。接着使大鼠先向右侧卧倒，用小剪刀轻轻沿左侧最后一根肋骨与脊柱的交点分离肌肉（注意避开该处附近的小动脉和静脉），右手持大止血镊撑开创口，左手持小止血镊，将肾脏上面的肾上腺（脂肪组织包裹着的粉黄色绿豆大小组织）提出至创口处。右手持小弯钳分离肾上腺下面通至肾上腺的血管，并紧紧夹住血管，用小剪刀将肾上腺剪下。使大鼠向左侧卧倒后，用同样方法取出右侧肾上腺（右侧肾上腺位置略高），随后缝合背部皮肤。

（3）术后第1、2组大鼠用水做饮料；第3组大鼠用10%生理盐水做饮料；3组大鼠在同样环境下饲养。

（4）观察、比较3组动物在1周之内体重变化、死亡率、肌肉紧张度和食欲差别。

2. 摘除肾上腺后大鼠运动功能与应激功能的改变

（1）将体重和性别相同的大鼠分成两组，每组6只。第1组大鼠保留肾上腺作为对照组，第2组摘除肾上腺作为实验组，术后在同样条件下饲养。环境温度保持相对恒定（约20℃），食物、水分供应必须充足（第2组大鼠供应10%生理盐水），小心护理，避免大鼠死亡。在实验前 2 天将第 2 组改为清水饮料，两组动物均停止供食。

（2）实验时，将两组大鼠各取 3 只同时放入水温 4℃以下大玻璃缸内，开始计时，观察哪组大鼠先溺水下沉。当有 1 组大鼠全部溺水下沉时，记录时间，然后将大鼠同时从水中取出，观察溺水大鼠的恢复情况。从两组各另取 3 只放入缸内水中，比较两组大鼠的姿势、活动情况、肌肉紧张度。

【实验结果】

1. 肾上腺摘除对生命维持的影响

肾上腺摘除对大鼠体重、死亡率、肌肉紧张度、食欲的影响结果（表 2-1-9）。

表 2-1-9　肾上腺摘除对生命维持的影响表

实验组别	体重变化	死亡率	肌肉紧张度	食欲差别
空白对照组				
摘除肾上腺组给清水				
摘除肾上腺组（给 10% 生理盐水）				

2. 摘除肾上腺后大鼠运动功能与应激功能的改变

肾上腺摘除对大鼠运动功能和应激功能的影响结果（表 2-1-10）。

表 2-1-10　摘除肾上腺素后大鼠运动功能与应激功能的改变

实验组别	大鼠反应			
	溺水时间	姿势	活动情况	肌肉紧张度
摘除肾上腺组				
对照组				

【注意事项】

（1）注意控制好麻醉的深浅程度。

（2）手术过程中创口切勿太大，尽量避开血管，防止大鼠失血过多。

（3）根据大鼠在水中运动的情况，可酌量提前或延缓把大鼠取出。

【探索性思考题】

根据实验结果，分析肾上腺糖皮质激素的作用。

第二节　人体解剖生理学综合性实验项目

实验一　神经干动作电位测定及兴奋传导速度和不应期测定

【目的要求】

1. 掌握坐骨神经标本的制备方法并按要求制备出完整的蟾蜍坐骨神经标本。

2. 掌握神经干动作电位的引导、不应期及动作电位传导速度的测定方法。

3. 学会用细胞外电刺激诱发神经干动作电位的方法；掌握生物电记录的一般原则和方法；熟悉生物信号采集处理系统的操作。

4. 要求学生了解科研过程，培养学生发现问题、分析问题、解决问题的能力。

5. 要求学生能独立操作每一个实验步骤，了解和掌握相关的原理，培养学生熟练操作。

【实验对象】

蟾蜍或蛙。

【实验器材与试剂】

(1) 实验器材　蛙类手术器械一套（包括探针、粗剪、手术剪、眼科剪、镊子、玻璃分针）、蛙板、滴管、培养皿、烧杯、棉线、棉球、滤纸片、生物信号采集处理系统、打印机、神经标本屏蔽盒。

(2) 试剂　任氏液。

【基本原理】

可兴奋组织如神经纤维在受刺激而兴奋时，细胞膜电位将发生一系列短暂的变化。由安静状态下的膜外正内负的静息电位变为兴奋状态下的膜外负内正的除极状态。因此，在膜外兴奋区相对于未兴奋区来说电位为负。这种电位差所产生的局部电流又引起邻近未兴奋区的除极，使兴奋沿细胞膜传向整个细胞，而原来的兴奋区的膜电位又恢复到膜外正内负的静息水平。这种可传播的、短暂的膜电位变化称为动作电位。可兴奋组织在一次兴奋之后，其兴奋性要经历一个规律的时相变化，依次是绝对不应期、相对不应期、超常期和低常期，然后才恢复到正常的兴奋性水平。

【方法与步骤】

1. 实验步骤和观察指标

准备好生物信号采集处理系统及相关电极。

2. 制备蟾蜍坐骨神经标本

(1) 破坏脊髓　左手握住蟾蜍，用示指下压蛙头使头前俯（图 2-2-1），右手持探针从枕骨大孔垂直刺入，再向前刺入颅腔，左右搅动捣毁脑组织；然后将针退至皮下，再将针尖向后刺入椎管捣毁脊髓。若蟾蜍四肢肌肉松软，呼吸消失，表示脊髓已破坏完全。否则，按上述方法再行破坏。

(2) 剥皮　以两腋下为水平点，沿胸廓剪开一圈皮肤，然后左手捏住头部，右手捏住断端皮肤边缘，向下剥掉全部断端的皮肤。

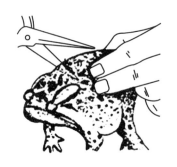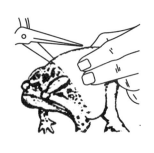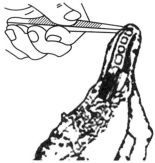

图 2-2-1　剪除躯干上部及内脏

(3) 剪除躯干上部及内脏　用左手在背部捏住脊柱尾端，让头与内脏自然下垂，右手持粗剪刀在骶髂关节水平以上 1cm 处剪断脊柱，剪除全部下垂的头及内脏，保留后肢、腰背部脊柱。将标本放在盛有任氏液的烧杯中。将手及用过的剪刀、镊子等全部手术器械洗净（图 2-2-1）。

（4）分离两腿　沿正中线用粗剪刀将脊柱分为两半（勿损伤坐骨神经），并从耻骨联合中央剪开两侧大腿。将分离后的两腿放在盛有任氏液的烧杯中。

（5）游离坐骨神经　取一只腿腹侧向上固定于蛙板上，用玻璃分针沿脊柱侧将坐骨神经根游离，在脊柱近处用一线将神经结扎并剪断。将标本背侧向上固定。并于背侧沿坐骨神经沟（股二头肌和半膜肌之间的裂隙中）分离，剪断坐骨神经所有分支，一直游离至膝关节，再向下继续分离，在腓肠肌两侧肌沟内找到胫神经和腓神经，分离两支直至足趾，用线结扎，在结扎线的远端剪断，只保留坐骨神经，不要肌肉。将神经标本浸入任氏液中备用。

3. 神经干标本制备

将标本盒的电极用浸有任氏液的棉球擦净。将自来水浸润的滤纸片贴于标本盒的内面，以防神经干燥。用镊子夹住标本两端的结扎线，将神经置于标本盒电极上，中枢端置于刺激电极侧，外周端放在记录电极侧。轻轻拉直神经，不要扭曲。

【观察项目】

（1）寻找阈刺激和最大刺激　先将刺激强度设为零，再逐渐增大，直至出现动作电位时（此时的刺激强度即为阈强度）；逐渐增大至动作电位幅度达到最大值为止，该强度的刺激为最大刺激（记下该强度值）。

（2）测定动作电位传导速度　测量两记录电极之间的距离 s（mm）和传导所用时间 t（ms），然后，根据公式 $v=s/t$，计算出传导速度。

（3）观察不应期　给神经干最大刺激强度使之出现两个大小相等的动作电位，如果出现则用改变刺激间隔的时间，逐渐缩短两刺激间隔时间至第 2 个动作电位刚好变小，此时的刺激间隔时间即为动作电位的恢复周期。如再逐渐缩短刺激间隔时间，第 2 个动作电位刚好消失，则该不应期为绝对不应期。记下绝对不应期，动作电位恢复周期减去绝对不应期就等于相对不应期。

（4）观察双相动作电位及单相动作电位　以上观察到的都是双相动作电位，用小镊子将两根引导电极间的神经干夹伤，可见动作电位的第二相消失，变为单相动作电位。

【注意事项】

（1）神经干标本应尽量分离得较长一些，且要剥离干净，但又不能损伤神经主干。分离时应用玻璃分针，并用眼科剪小心剪去神经分支及周围结缔组织，切忌撕拉。

（2）神经干标本应与记录电极紧密接触，特别要注意与接地电极的接触。神经干不能打折，既要经常保持湿润，又要注意防止电极间短路。

（3）刺激强度应要从最小的强度开始，逐步增加刺激强度，且持续刺激时间不宜过长，防止损伤神经干。

【探索性思考题】

1. 简述双相动作电位和单相动作电位的产生原理。两者在时程和幅度上有何不同？

2. 为什么在一定范围内，神经干动作电位的幅度随着刺激强度增大而增大？这与动作电位产生的"全或无"现象有无矛盾？

3. 为什么记录到的双相动作电位的第一相和第二相的波形、幅值不对称？

实验二　包扎与固定

【目的要求】

1. 学习基本的急救知识。
2. 熟练掌握创伤急救方法中的包扎及固定技术。

【基本原理】

包扎的目的在于压迫止血，保护伤口，减少感染，固定敷料夹板，夹托受伤的肢体，防止损伤血管、神经等严重并发症，减轻伤员痛苦。包扎的要求是动作轻、快、准、牢，包扎前要弄清包扎的目的，以便选择适当的包扎方式，先对伤口做初步处理。包扎的松紧要适度，太紧会影响血液循环，太松会移动脱落。包扎材料打结（或其他方法固定）的位置，要避开伤口和坐卧受压的地方。为骨折而做的包扎应露出伤肢末端，以便观察肢体血液循环的情况。

骨折要进行临时固定，避免在运送过程中患者重新受伤。骨折临时固定的操作如下。①止血：骨折固定之前要注意伤口和全身状况，如伤口出血，则应先止血，后包扎固定；②加垫：在骨折处要用棉花或布块等软物垫好，尽量使夹板等固定材料不直接接触皮肤；③不随意搬动骨折部位：为防止骨折断端刺伤神经、血管，在固定时不要随意搬动；外露的断骨不能直接送回伤口内，以免增加污染。现场急救不可避免地要移动伤肢时，可一人握住伤处上方，另一人握住伤处下端，沿着肢体的纵轴线向相反方向牵引，在不扭曲伤肢的情况下让骨折断端分离开，然后边牵引边移动，其他人可进行固定，固定时应先捆绑骨折断端上端，后绑下端，然后再固定骨折断端的上下两个关节；④固定、捆绑的松紧度要适当：太松容易滑脱，失去固定作用；太紧会影响血液循环。固定时要外露指（趾）尖，以便观察血流情况，如果发现指（趾）尖苍白或青紫，要马上放松并重新包扎固定。包扎固定完成后应记录固定的时间，并迅速送医院做进一步的诊治。

【实验对象】

正常人。

【实验器材】

1. 常用的包扎材料

（1）三角巾　用一块边长 1m 的正方形棉布，沿着对角线剪开即为两条三角巾。根据包扎的实际需要再将三角巾的顶角折向底边的中央，折叠成一定宽度的条带。若将三角巾的顶角偏折到底边中央偏左或偏右侧，便成为燕尾巾，其夹角的大小可视实际包扎需要而定。

（2）绷带　我国标准绷带长 6m，宽度有 3、4、5、6、8、10cm 等 6 种规格，供临床包扎实际需要选用。绷带的一头卷起为单头绷带，从两头卷起则为双头绷带。其长度可视包扎部位的需要而定。危急情况下没有上述常规包扎材料时，可用身边的衣服、毛巾、手绢等物品进行包扎。

2. 骨折固定的材料

（1）夹板　用于扶托固定伤肢，其长度和宽度要与伤肢相适应，长度一般要跨伤处上下两个关节位。没有夹板时可用健侧肢体、竹片、树枝、厚纸板、报纸卷等代替。

（2）敷料　用于垫衬的可用棉花、布块、衣服等软材料；用于包扎捆绑夹板的可用三角巾、绷带、头巾、腰带、绳子等，但不能用铁丝、电线。

【方法与步骤】

1. 绷带包扎方法

这里只介绍最简单的 4 种。

（1）环形包扎法 此法是各种绷带包扎中最基本的方法。一般常用于手腕、肢体、胸、腹等肢体粗细大致相同部位的包扎。先将绷带拿好，如图 2-2-2 所示，然后作环形重叠缠绕，第 1 圈环绕稍斜；第 2、3 圈进行环绕，并将第 1 圈斜出的绑带角反折至圈内，继续重叠环绕固定，以后的每一圈均将上一圈的绷带完全覆盖；最后将带尾固定，可用扣针或医用胶布将带尾固定，或将带尾剪成两头，打结固定（图 2-2-3）。

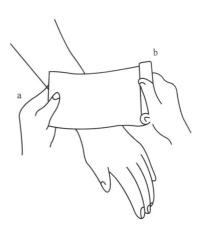

（2）螺旋形包扎法 用于肢体粗细大致相同部位的包扎和固定。先按环形包扎法缠绕数圈，然后将绷带按一定间隔向上作螺旋形缠绕，每缠绕一圈都将最后固定带尾（图 2-2-3）。

（3）螺旋形反折包扎法 此法常用于肢体粗细差别较大的前臂、小腿部位的包扎。先按环形包扎法缠绕数圈，然后作螺旋形缠绕，待缠绕至渐粗处时，将每一圈绷带反折，反折时可先用左手拇指按住反折处，再用右手将绷带反折向下拉紧缠绕肢体，并覆盖前一圈绷带的 1/3 或 2/3，最后固定带尾（图 2-2-3）。

（4）花式包扎法（"8"字形包扎法） 用于肘、膝及肩、髋等关节部位的包扎。包扎起点在关节中央，先作一固定的环绕，然后向下缠绕一圈，再向上缠绕一圈，形成 "8" 字形的缠绕，并覆盖前一圈的 1/2，最后固定带尾（图 2-2-3）。

图 2-2-2 绷带握持示意图

   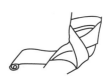

| 环形包扎法 | 螺旋形包扎法 | 螺旋形反折包扎法 | "8"字形包扎法 |

图 2-2-3 绷带包扎法

2. 头部包扎方法

（1）头部帽式包扎法 将三角巾的底边向内折叠约两指宽，置于前额眉处，顶角向后覆盖头部；将两底角经耳上缘向后拉到枕部下方，左右交叉压住顶角，再绕到前额打一平结固定；然后将顶角折入底边内（图 2-2-4）。

（2）头、耳部风帽式包扎法 在三角巾顶角处打一结，成风帽状；将顶结置于前额中央，头部套入风帽内，包住头部，向下拉紧两底角；然后将底边向外反折 2～3 指宽的边，左右交叉包绕下颌，绕到枕后打一平结固定。

3. 骨折简介

（1）骨折的类型 人体骨骼因外伤发生完全或不完全的断裂叫作骨折。根据骨折断端是否与外界相通可分为开放性骨折和闭合性骨折，骨折断端与外界直接相通的叫开放性骨折，

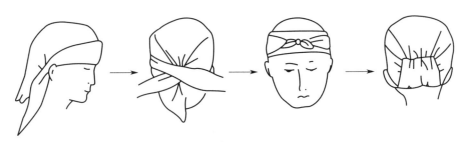

图 2-2-4　头部帽式包扎法

未与外界相通的叫闭合性骨折。根据骨骼断裂程度的不同，又可分为完全性骨折、不完全性骨折。根据骨折线的走向不同，可分为横行骨折、斜行骨折、压缩性骨折、粉碎性骨折等。还可按骨骼的名称分为尺骨骨折、股骨骨折、桡骨骨折等。不同类型的骨折其治疗、处理的方法也不尽相同。

（2）骨折的主要症状　骨折的类型和部位不同，其症状也不完全相同。骨折的局部症状主要有如下几种：①疼痛，骨折部位疼痛，活动时疼痛加剧，局部有明显的压痛感；②肿胀，骨折处小血管的损伤和软组织损伤，可使骨折部位出现肿胀；③畸形，由于骨折处的错位，肢体常发生弯曲、缩短、旋转等畸形，当骨骼完全断离时，还可能出现假关节样异常活动；④功能障碍，骨折后，肢体原有的骨骼杠杆支持功能丧失，如上肢骨折时不能提、拿，下肢骨折时不能站立、行走；⑤当骨折断端刺破大血管时，伤员往往发生大出血，甚至出现休克多见于骨盆骨折。

4. 骨折固定

（1）前臂骨折的固定方法　有夹板时，可将两块夹板分别置放在前臂的掌侧和背侧，可在伤员患侧掌心先放团棉花（或一块布、一团纸巾等），让伤员握住掌侧夹板的一端，使腕关节稍向背屈后再固定，然后用三角巾将前臂悬挂在胸前（图 2-2-5）。

无夹板时，可将伤侧前臂屈曲，手端略高，用三角巾将其悬挂在胸前，再用一条三角巾将伤臂固定在胸前。具体方法：将三角巾从上臂和肘后穿过，使底边下垂，顶角置于肘外侧，把上角从伤者颈后绕至颈前，把下角上折到颈部，与上角打一平结，最后将顶角打结固定。

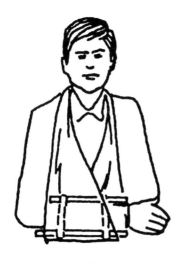

图 2-2-5　前臂骨折固定

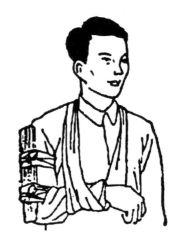

图 2-2-6　上臂骨折固定

（2）上臂骨折的固定方法　有夹板时，可将伤肢屈曲贴在胸前，放一块夹板在伤臂外侧，垫好后用两条布带将骨折处上下两端固定并吊在胸前，然后用三角巾（或布带）将上臂固定在胸部（图2-2-6）。

无夹板时，可将上臂自然下垂，先用三角巾固定在胸侧，再用另一条三角巾将前臂挂在胸前。亦可先将前臂吊挂在胸前，再用另一条三角巾将上臂固定在胸部。

【注意事项】

（1）包扎时要注意实用和美观并重，绷带不能过紧，防止血液流通不畅，也不能过松，过松达不到止血效果。

（2）固定时注意关节的功能，一定要使关节处于工作状态。

【探索性思考题】

根据不同伤势，解释所采取的包扎和固定方法。

实验三　心肺复苏

【目的要求】

1. 了解初期心肺复苏的原理及方法。
2. 掌握初期心肺复苏的内容、方法、注意事项。
3. 掌握心肺复苏的监测与护理。

【基本原理】

1. 心肺复苏的原理

空气中约含80%的氮气，20%的氧气（其中包括微量的其他气体）。而人体呼出的气体成分，氮气仍约占80%，氧气降低为16%，二氧化碳占4%。由此可知，正常呼吸所呼出的气体仍然能够满足人体对氧的需求。所以，可以利用人工呼吸吹送空气进入肺内，再配合心外按摩，促使血液在肺部交换氧气后循环到脑部及全身，以维持脑细胞及组织器官的存活。

2. 心肺复苏的意义

当人体呼吸、心跳停止时，心脏、脑部及其他组织器官都将因缺乏氧气而渐趋坏死，临床上发现患者的嘴唇、指甲及面色由原有的正常色逐渐趋向深紫色，瞳孔也不断扩大。在呼吸、心跳停止4min内，肺内与血液中尚存的氧气可维持供应，因此在此时间内正确实施心肺复苏术可使脑细胞不受损伤；在4~6min之间脑细胞可能受到损伤；6min以上脑细胞会有不同程度的损伤；10min以上就会造成脑细胞因缺氧而坏死。

【实验器材】

一次性口膜、心肺复苏模型。

【方法与步骤】

（1）判断周围环境，说："周围环境是否安全"。

（2）判断患者意识、呼吸、脉搏　轻拍患者肩部，呼叫"喂，你怎么了？"如无意识（1岁以内婴儿判断有无意识，可拍击足底、捏掐上臂），应立即大声呼救："来人啊！救命啊！"

利用"一看、二听、三感觉"方法判断患者有无呼吸、脉搏。"一看"是看患者有无肢体活动;"二听"是听患者有无呼吸音;"三感觉"是感觉患者有无颈动脉搏动。安置好患者体位。

(3) 开放气道 临床上常采用以下 3 种方法(必要时先清除口鼻腔内异物):仰头举颏法、仰头抬颈法、双下颌上提法。怀疑有颈椎损伤的伤员可用双下颌上提法,而不宜用仰头抬颈法。开放气道,成人头后仰 90°(下颌角与耳垂连线垂直地面),儿童头后仰 60°,婴儿头后仰 30°。

(4) 进行人工呼吸 口对口吹气。救护人一手扶住患者下颌,另一只手的拇指和示指捏紧患者的鼻翼,深吸一口气,用双唇包严患者口唇四周,再缓慢持续将气体吹入。同时观察患者胸部是否起伏。连续吹气 2 次。成人每分钟吹气 12 次(每 5s 吹 1 次)。每次吹气量 700~1100mL(图 2-2-7)。

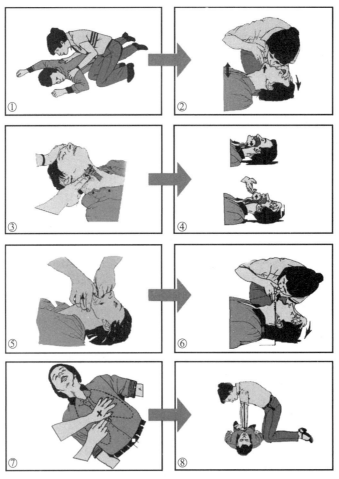

图 2-2-7 单人心肺复苏全过程示意图

(5) 建立人工循环 胸外心脏按压位置为胸骨下 1/2 的位置。常用定位方法有如下三种。

方法一:①救护者一手的中指置于患者一侧肋弓下缘;②中指沿肋弓向上滑到肋弓的汇合点(剑突处),中指定位于此处,示指紧贴中指;③另一只手的手掌根部贴在定位之手的示指并平放,使手掌根部的横轴与胸骨的长轴重合;④定位之手放在另一只手的手背上,两手掌根重叠，十指相扣，手心翘起，手指离开胸壁；⑤上半身前倾，双肩位于双手的正上方，两臂伸直，垂直向下用力，借助自身上半身的体重和肩臂部肌肉的力量进行操作（图2-2-7）。

　　方法二：①救护者将一手平放在患者胸骨的下中处，使中指对着患者的胸骨上凹；②此手掌根部紧贴胸壁，手掌翘起离开胸壁；③再顺时针旋转90°使掌根的横轴与胸骨的长轴重合并固定；④定位之手放在另一只手的手背上，两手掌根重叠，十指相扣，手心翘起，手指离开胸壁；⑤上半身前倾，双肩位于双手的正上方，两臂伸直，垂直向下用力，借助自身上半身的体重和肩臂部肌肉的力量进行操作（图2-2-8）。

　　方法三：①救护者将左手掌根平放紧贴在患者胸部两乳头连线的中点上，手掌翘起离开胸壁；②定位之手（右手）放在上面的左手的手背上，两手掌根重叠，十指相扣，手心翘起，手指离开胸壁；③上半身前倾，双肩位于双手的正上方，两臂伸直，垂直向下用力，借助自身上半身的体重和肩臂部肌肉的力量进行操作（图2-2-8）。

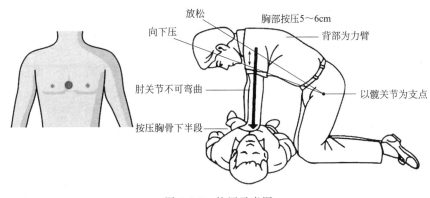

图 2-2-8　按压示意图

【注意事项】

　　实行心肺复苏术时，口对口吹气和胸外心脏按压应同时进行（可单人操作或双人同时进行）。按压与吹气的比例为30∶2。

　　（1）吹气2次，胸外心脏按压30次，吹气与按压的次数过多过少，均会影响复苏的成败。

　　（2）胸外按压的部位不能太低，以免损伤肝、脾、胃等内脏。按压的力量要适宜，按压力量过猛过大都会导致胸骨骨折，导致气胸或血胸。按压力量太轻，形成的胸腔压力太小，则不足以推动血液循环。

　　（3）口对口的吹气量不能太大（不应超过1200mL），吹入时间不宜太长，以免发生急性胃扩张。吹气过程要注意观察患者气道是否通畅，即胸腔是否被"吹起"。

　　（4）复苏的成功与终止。进行心肺复苏术后，患者面色转红，瞳孔缩小，对光反射恢复，脑组织功能开始恢复（如患者出现挣扎、有吞咽动作等），能自主呼吸，脉搏恢复等，可认为心肺复苏成功。如经过约30min的心肺复苏抢救，不出现上述复苏的表现，则说明复苏失败。若患者有脉搏，收缩压保持在60mmHg以上，瞳孔处于收缩状态，无论能不能自主呼吸，都应继续进行心肺复苏抢救。如患者深度意识不清、缺乏自主呼吸、瞳孔散大固定，表明已经脑死亡。心肺复苏持续1小时之后，心电活动不恢复，表示心脏死亡。患者如出现尸斑时，可放弃心肺复苏抢救。

【探索性思考题】

初期心肺复苏的方法、注意事项是什么？

实验四　蛙类离体心脏灌流及药物影响

【目的要求】

1. 学习离体蛙心灌流的实验方法，了解离体器官的研究方法。

2. 观察内环境理化因素相对稳定对维持心脏正常节律性活动的重要作用，了解肾上腺素、乙酰胆碱等激素和神经递质对心脏活动的调节意义。

3. 观察强心苷、中草药提取物和一些临床治疗药物对离体蛙心的直接作用。

【基本原理】

心脏正常的节律性活动必须在适宜的理化环境中进行，一旦适宜的环境被破坏，例如，酸碱度及离子浓度的急剧改变等会使心脏的活动受到影响。

在整体内，心脏的活动受自主神经的双重支配，交感神经兴奋时，其末梢释放去甲肾上腺素，使心肌收缩力量增强，心率加快；而迷走神经兴奋时，其末梢释放乙酰胆碱，使心肌收缩力量减弱，心率减慢。

强心苷类药物能够增强心肌收缩能力，减慢心率。动植物提取物对心脏功能的影响与其内部所含物质的成分有关。

【实验对象】

蛙或蟾蜍。

【实验器材与试剂】

(1) 实验器材　蛙心套管、套管夹、支架、双凹夹、滑轮、烧杯、常用手术器械、蛙板、蛙心夹、计算机采集系统、张力传感器、滴管、培养皿、污物缸、纱布、棉线、橡皮泥。

(2) 试剂　任氏液、0.65％ NaCl 溶液、1％ $CaCl_2$ 溶液、1％ KCl 溶液、3％乳酸溶液、2.5％ $NaHCO_3$ 溶液、1∶10000 去甲肾上腺素（普萘洛尔、异丙肾上腺素及毒毛花苷）、1∶10000 乙酰胆碱、300U/mL 肝素、强心药物、中草药提取物等。

【方法与步骤】

(1) 取一只蛙或蟾蜍，双毁髓后背位于蜡盘中，仔细识别心脏周围的大血管。在左动脉下方穿一线，于动脉圆锥处结扎，再从左右两动脉下方穿一线，并打一活结备用。左手提起主动脉上的结扎线，右手用眼科剪在结扎线下方，沿向心方向将动脉上壁剪一斜口。取一带线的蛙心夹在心室收缩时夹住心尖。选择大小适宜的蛙心套管，然后将盛有少量任氏液的斯氏蛙心套管，由开口处插入动脉圆锥。当套管进到大动脉圆锥基部时，应将套管稍稍后退，提取蛙心夹连线，并使蛙心套管尖端向动脉圆锥的背部后下方及心尖方向推进，经动脉瓣插入心室腔内。此时可见套管中血液冲入套管，并使液面随心脏的波动而上下移动，表明操作成功。用滴管吸去套管中的血液，更换新鲜任氏液。稳定套管后，轻轻提起备用线，将左右动脉连同插入的套管用双结扎紧（不得漏液），再将结线固定在套管的小玻璃钩上，然后剪断结扎线上方的血管。轻轻提起套管和心脏，看清静脉窦的位置，与静脉窦下方剪断有牵连的组织，仅保留静脉窦和心脏联系，使心脏离体。用任氏液反复冲洗心室内余血，使血管内灌流液不再有残留血液，保持套管内液面高度一致，进行实验。

（2）将插好的离体心脏套管固定在支架上，用蛙心夹夹住少许的心尖部肌肉，再将蛙心尖上的系线绕过一个滑轮与张力传感器相连。注意：勿使灌流液滴到张力传感器上，调节显示器的心脏收缩的曲线幅度适中。

（3）描记一段正常心搏曲线，注意观察心跳频率和强度以及心脏的收缩、舒张程度。

【观察项目】

1. 无机离子对离体蛙心活动的影响

（1）把蛙心套管内任氏液全部换为0.65%NaCl溶液，观察心跳变化。

（2）把0.65%NaCl溶液吸出，换以任氏液，加入1%CaCl$_2$溶液1~2滴，观察心跳变化。

（3）把含CaCl$_2$的溶液吸出，换以任氏液，加入1%KCl溶液1~2滴，观察心跳变化。

2. 递质和激素对离体蛙心活动的影响

（1）把含KCl的溶液吸出，换以任氏液，加入0.01%肾上腺素溶液2~3滴，观察心跳变化。

（2）把含肾上腺素的溶液吸出，换以任氏液，加入0.01%乙酰胆碱溶液1~2滴，观察心跳变化。

（3）把含乙酰胆碱的溶液吸出，换以任氏液，加入3%乳酸溶液1~2滴，观察心跳变化。待心跳变化明显时，立即加入2.5%NaHCO$_3$溶液1~2滴，观察心跳逐步恢复。

3. 心血管药物对离体蛙心活动的影响

（1）把含KCl的溶液吸出，换以任氏液，加入0.01%普萘洛尔溶液2~3滴，观察心跳变化。

（2）把含KCl的溶液吸出，换以任氏液，加入0.01%异丙肾上腺素溶液2~3滴，观察心跳变化。

（3）把含KCl的溶液吸出，换以任氏液，加入0.01%毒毛花苷溶液2~3滴，观察心跳变化。

观察并记录实验结果。

4. 动植物提取物和有机化合物对离体蛙心活动的影响

动植物提取物原料：夹竹桃叶、蟾酥、蛙皮素、烟叶、茶叶等。

有机化合物：乙醇、甲醇等。

植物有效成分提取方法：取适量的植物组织（鲜组织用量多些）加开水冲泡冷却后备用。

（1）把含KCl的溶液吸出，换以任氏液，加入0.01%夹竹桃叶开水冲泡冷却液2~3滴，观察心跳变化。

（2）把含KCl的溶液吸出，换以任氏液，加入0.01%蟾酥开水冲泡冷却液2~3滴，观察心跳变化。

（3）把含KCl的溶液吸出，换以任氏液，加入0.01%蛙皮素开水冲泡冷却液2~3滴，观察心跳变化。

（4）把含KCl的溶液吸出，换以任氏液，加入0.01%烟叶开水冲泡冷却液2~3滴，观察心跳变化。

（5）把含KCl的溶液吸出，换以任氏液，加入0.01%茶叶开水冲泡冷却液2~3滴，观察心跳变化。

（6）把含 KCl 的溶液吸出，换以任氏液，加入 0.01％乙醇溶液 2～3 滴，观察心跳变化。

（7）把含 KCl 的溶液吸出，换以任氏液，加入 0.01％甲醇溶液 2～3 滴，观察心跳变化。

5. 设计实验观察的项目数量

每个实验组必须选取以上 4 类项目中 10 个可能的影响因子组合成实验项目进行实验。

6. 数据记录

整理记录，并将测量的心搏曲线数据填入表。

【结果分析和讨论】

（1）K^+ 对心脏活动的影响　总体看来心肌对细胞外 K^+ 浓度变化比较敏感；但是不同部位心肌的敏感性有所不同，心房肌最敏感，房室束-浦肯野纤维系统次之，窦房结敏感性较低。

细胞外液钾浓度增高时，对兴奋性的影响与其浓度增高的程度有关。当 K^+ 浓度轻度或者中度升高时，细胞内外 K^+ 的浓度梯度减小，K^+ 外流的力量减弱，静息电位（RP）的绝对值减小，和阈电位（TP）差值减小，细胞的兴奋性增高；当 K^+ 的浓度大幅度地升高，RP 的绝对值减小（膜内 $-55mV$ 左右）时，钠通道的开放效率降低，钠通道逐渐失活，兴奋性降低或者丧失，严重时，可导致心肌停搏于舒张状态。此时，仅由 Ca^{2+} 的内流来构成动作电位，故上升支小而缓慢，使兴奋传导速度减慢，传导性降低。

当细胞外 K^+ 的浓度升高时，细胞膜对钾的通透性增高，心室肌细胞复极过程加速，平台期缩短，不应期也缩短。

高钾对心肌收缩功能有抑制作用。因为细胞外的 K^+ 和 Ca^{2+} 在细胞膜上有竞争性抑制，因此当膜外 K^+ 的浓度升高时，平台期内流的 Ca^{2+} 减少，心肌细胞内的 Ca^{2+} 浓度难以升高，减小了 Ca^{2+} 的兴奋-收缩偶联作用，从而减弱了心肌收缩能力。

4 期自动除极速度减慢，导致窦房结自律性降低，心率减慢。

（2）Ca^{2+} 对心脏活动的影响　细胞外 Ca^{2+} 在心肌细胞膜上对 Na^+ 的内流有竞争性抑制作用，称为膜屏障作用。因此，细胞外 Ca^{2+} 浓度发生变化时，与 Ca^{2+} 内流和 Na^+ 内流相关的生物电活动都将受到影响，而对静息电位则无明显作用。

当细胞外 Ca^{2+} 的浓度升高时，对 Na^+ 的屏障作用加大，由于这种抑制作用，触发 Na^+ 快速内流产生 0 期除极就比较困难，即出现阈电位上移，从而与静息电位的差距加大，兴奋性降低；发生兴奋后，Na^+ 内流的抑制则导致 0 期除极速度和幅度下降，传导性下降。

Ca^{2+} 内流是慢反应细胞 0 期除极和快反应细胞动作电位 2 期复极的主要离子活动。细胞外的高钙促使 Ca^{2+} 内流加快，慢反应细胞 0 期除极加快加强，结果是其传导性增高。快反应细胞动作电位平台期将因 Ca^{2+} 的内流加速而缩短、复极加速、不应期和动作电位时程均缩短。

细胞膜对 Ca^{2+} 通透性升高，心室肌细胞平台期 Ca^{2+} 内流增加，心肌收缩力增强增快；当细胞外的 Ca^{2+} 浓度过高时，心脏就会停搏于收缩状态，称为钙僵直。

（3）去甲肾上腺素对心脏活动的影响　去甲肾上腺素与心肌细胞膜上的 β 肾上腺素能受体结合，从而激活腺苷酸环化酶，使细胞内环磷酸腺苷（cAMP）的浓度升高，进而激活蛋白激酶和细胞内蛋白质的磷酸化过程，使心肌细胞膜上的钙通道激活，动作电位平台期

Ca^{2+} 的内流增加，肌质网释放 Ca^{2+} 也增加，心肌收缩能力增强。另外去甲肾上腺素能加强 4 期的内向电流，使心率加快。

（4）乙酰胆碱对心脏活动的影响　乙酰胆碱与心肌细胞膜上的 M 型的胆碱能受体结合，可使腺苷酸环化酶抑制，细胞内的 cAMP 浓度降低，肌质网释放 Ca^{2+} 减少，心肌的收缩能力减弱，也可以使传导速度减慢，心率降低。

（5）0.65% NaCl 溶液对心脏活动的影响　0.65% NaCl 溶液对蛙和蟾蜍来说是等渗的溶液，完全置换任氏液后，细胞外的 Ca^{2+}、K^+ 浓度大大降低，使心肌的收缩能力减弱，心率减慢。

（6）3% 乳酸对心脏活动的影响　乳酸的 pH 较低，完全置换任氏液后，细胞外 H^+ 的浓度大大升高，H^+ 和 Ca^{2+} 竞争性结合肌钙蛋白的结合位点，从而抑制 Ca^{2+} 与肌钙蛋白结合，使心肌收缩力量减弱。当再加入 2.5% $NaHCO_3$ 溶液后，解除了 H^+ 对 Ca^{2+} 的抑制作用，Ca^{2+} 又可与肌钙蛋白结合，心肌的收缩力量增加。

（7）毒毛花苷对心脏活动的影响　毒毛花苷属于强心苷类的药物，可选择性的作用于心肌。

在体实验中给予治疗量的强心苷类药物，可引起正性肌力、负性频率。①正性肌力：强心苷能与细胞膜 Na^+-K^+-ATP 酶结合而抑制此酶的作用，使细胞内的 Na^+ 浓度升高而 K^+ 浓度降低，细胞内 Na^+ 增多后再通过 Na^+-Ca^{2+} 双向交换机制，使 Ca^{2+} 内流增加，心肌的收缩力量加强；②负性频率：强心苷使心肌的收缩力量加强，增敏颈动脉窦-主动脉弓压力感受器，反射性引起减压反射，结果是迷走神经传出的冲动增加，引起负性频率、负性传导。

离体实验中，给予中毒剂量的强心苷类的药物，可引起正性肌力、正性频率。①正性肌力：机制同上；②正性频率：由于离体实验中不存在迷走神经的作用，所以通过此途径引起负性频率是不可能的。主要机制是由于中毒剂量的强心苷严重抑制 Na^+-K^+-ATP 酶，使细胞内 Na^+、Ca^{2+} 大量增加，而 K^+ 的浓度明显减少，导致自律性升高，传导减慢甚至引起房室传导阻滞。

【注意事项】

（1）当每种化学药物作用已明显时，须立即更换新鲜任氏液 3 次，待心跳恢复正常后再进行下一项实验。

（2）在加化学药物与调换溶液时须及时在记录上做好符号，不要凭记忆而弄错。

（3）吸任氏液的吸管和吸蛙心套管内溶液的吸管要分开，不可混淆，以免影响实验结果。

（4）蛙心套管内液面应保持恒定高度。

（5）保持记纹鼓转速均匀一致。

（6）化学药物作用不明显时，可再加滴。

【探索性思考题】

1. 本实验说明心肌的哪些生理特征？
2. 用实验说明内环境相对恒定的意义。
3. 试分析任氏液中适量离子、钙离子、钾离子对心肌的影响。
4. 为何强调实验保持灌流液面的恒定？灌流量对心脏活动的有什么影响？
5. 试想活的机体在心交感神经兴奋时或迷走神经兴奋时对心脏有何影响？

实验五　血细胞形态的观察

【目的要求】

观察识别各种正常血细胞的形态结构。

【基本原理】

血液由血浆、红细胞、白细胞和血小板组成。尽管细胞的基本结构是相似的，但不同的血液成分，其细胞大小、形态和功能各不相同。

【实验器材和试剂】

（1）实验器材　显微镜、载玻片、采血针或注射针头。

（2）试剂　瑞氏染色液。

【方法与步骤】

1. 采血方法

在机体采血部位，用碘酊棉球消毒，再用 75% 酒精棉球擦去碘酊，等 75% 乙醇蒸发后，用消过毒的采血针刺入皮肤 0.3cm，不要挤压采血部位，待流出一滴血后，用干棉球擦去，等再出血时再用。实验后如继续出血，可用棉球压迫止血（图 2-2-9）。

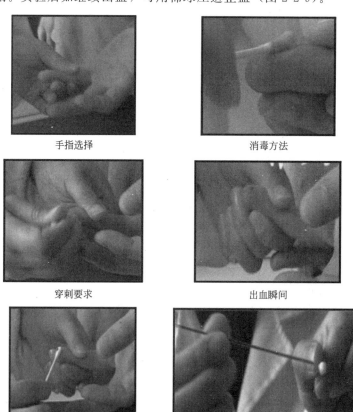

手指选择　　　　　　　　　　　消毒方法

穿刺要求　　　　　　　　　　　出血瞬间

第一滴血　　　　　　　　　　　血量要求

图 2-2-9　采血方法

2. 血膜片涂法

用光洁平整的载玻片一片，在机体采血部位（人的耳垂、指端，动物的耳静脉、舌静脉）取血液一滴。取另一片载玻片的一端垂直接触在第一片载玻片的血滴上，让血液在两载玻片所成角度间散开后，再用第二片载玻片的接触缘以 30°～45°向前平推，直至血液推尽为止。角度的大小及推进的速度，可直接影响血膜的厚薄，速度过快或角度太大，则被制成的血膜较厚，反之薄。理想的血膜载玻片的两侧两端有适当空余部分，细胞分布均匀，无相互重叠，以便于观察（图 2-2-10）。

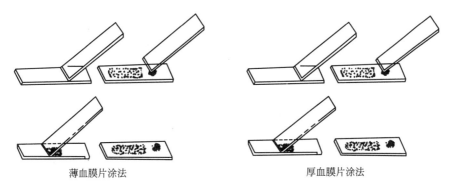

薄血膜片涂法　　　　　　　　　　　　　厚血膜片涂法

图 2-2-10　血膜片涂法

3. 血片染色方法

血膜片制成后，滴加瑞氏染色液。染色液多少应依血膜的大小而定，一般 3～5 滴盖满血膜即可。1min 之后再滴加缓冲液或新鲜蒸馏水，使其与染料充分混匀。5～10min 后，再用流水冲洗，然后在室温中晾干，即可镜检。

【观察项目】

先用低倍镜找一个将血细胞都均匀推开的区域，置于视野中央，然后换高倍镜观察，血细胞种类和形态（图 2-2-11）。

（1）红细胞　成熟的红细胞无细胞核，为两面凹陷的圆盘状，中央较薄，外周较厚，染色后为橘红色，中央着色较浅，周围较深。

（2）中性粒细胞　多集中在推片的尾部，中性粒细胞较多，细胞为圆形，直径为 10～12μm，细胞核染成蓝紫色，染色质凝结成块，核分叶状居多（2～5 个）。

（3）嗜酸性粒细胞　仅占白细胞总数的 0.5%～3%，细胞呈圆形，略大于中性粒细胞，直径为 10～15μm，细胞核多呈 2 叶，胞质内充满粗大的嗜酸性颗粒，染成橘红色。

（4）嗜碱性粒细胞　仅占白细胞总数的 0.5%左右，细胞呈圆形，大小与中性粒细胞近似，直径为 10～12μm，细胞核的形状常不规则，有的呈 2、3 叶，着色较浅。胞质内含有着深蓝色、大小不等、分布不均、常覆盖在核上的嗜碱性颗粒。

（5）淋巴细胞　占白细胞总数的 20%～30%，为圆形或卵圆形，体积大小差别较大，直径为 6～15μm，其中以小淋巴细胞居多。细胞核为圆形或卵形，一侧常有痕迹，细胞核染色质浓密，结成块状，着色很深，偶见 1～2 个核仁，胞质较少，常成窄环状围绕着细胞核，胞质嗜碱性，着天蓝色，其中少数可见嗜天青颗粒。

（6）单核细胞　占白细胞总数的 3%～8%，胞体呈圆形或卵圆形，是血液中最大的细

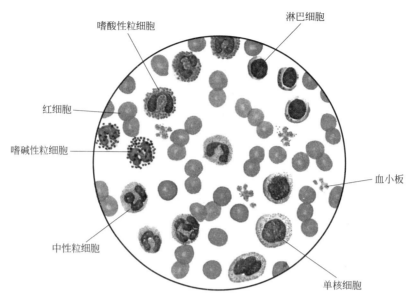

图 2-2-11　血细胞种类和形态

胞，直径为 $14 \sim 20 \mu m$，细胞核为肾形或马蹄形，常见扭曲或折叠现象，染色质细小、松散、着色浅，胞质较多，染灰蓝色。

（7）血小板　血小板是巨核细胞脱落下来的小块胞质，无完整细胞结构。周边部分染成浅蓝色，称为透明区；中央部分为紫色颗粒，称为颗粒区，直径为 $2 \sim 4 \mu m$。形状常不规则，或多突起，常常聚集成群。

【注意事项】

（1）血片滴加染色液后，应及时加入缓冲液或蒸馏水，以防干固。如见干固可再加染色液，将血膜片轻轻振动，并马上加入缓冲液或蒸馏水，然后用水冲洗。

（2）在冲洗血膜片时，载玻片应保持水平，使漂浮在液面的色渣自载玻片边缘溢出，防止色渣附在血膜上，影响观察。

（3）染色时间、染色剂的性质及温度均对染色效果有影响，必须注意掌握，以染出理想的血片。

【探索性思考题】

各种血细胞的形态有何特征？

实验六　人体肺通气功能的测定

【目的要求】

1. 了解肺通气功能测定方法的原理，掌握肺通气功能测定方法和意义。

2. 测定自己的肺通气功能。

3. 学习用肺量计测定人体肺通气功能的方法，并了解其测定的原理和意义。

【基本原理】

肺通气功能是通过肺通气的量来反映的，其衡量功能的指标包括基本肺容积、肺容量和肺通气量，可用肺量计来测定。

为了维持人体正常新陈代谢的需要，肺不断地与外界大气进行气体交换，即肺通气。在不同的生理情况下，肺的通气量也会有不同的变化。因此，测定肺通气量是评定肺功能的指标之一。肺通气量的测定主要包括潮气量、补吸气量、补呼气量、肺活量、时间肺活量和最大通气量的测定，尤其以肺活量和时间肺活量更具有临床指导意义。

【实验对象】

人。

【实验器材和试剂】

（1）实验器材　肺量计和专用记纹鼓、橡胶吹嘴、鼻夹、计时器。

（2）试剂　75％乙醇。

【方法与步骤】

1. 肺量计的构造和使用方法

常用的肺量计为改良的 Benedict-Roth 式，其构造（图 2-2-12）主要由一对套在一起的圆筒组成。外筒是装清水的槽，槽底有排水阀门可以放水，水槽中央有两个通气管，分别为呼气管和吸气管，其上端露出水面，下端通向槽外的三通阀门。呼出气和吸入气分别经呼气活瓣和吸气活瓣进出肺量计，呼气管上方有钠石灰盒，用于吸收呼出气中的 CO_2；吸气管下端连有鼓风器，以推动气流，减小呼吸阻力。内筒为倒置于水槽中的浮筒，可随呼吸气体的进出而升降。浮桶顶部有排气阀门，可由此排出筒内气体。浮筒顶连有细绳，通过滑轮与另一端的平衡锤相平衡，使吸气和呼气都不费力。平衡锤上的描笔与浮桶一侧的记纹鼓相接触。进出肺量计的气

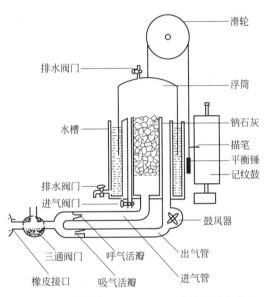

图 2-2-12　改良的 Benedict-Roth 式肺量计的构造

体量，可根据浮筒的升降，从刻度标尺上读出，并由平衡锤上的描笔在记纹鼓上记录。专用的记录纸上印有表示容积的纵格和表示走纸速度的横格，一般一个单元纵格为 100mL，一个单元横格为 25mm。

使用肺量计前，于外筒内盛水，水量约为外筒容量的 80％；在钠石灰盒内装入粗块无碎屑的钠石灰，将三通阀门连接在呼气和吸气导管上。转动三通阀门，检查肺量计是否漏气。

2. 潮气量、补吸气量、补呼气量和肺活量的测定

受检者闭眼静坐，衔好消毒的橡胶吹嘴，用鼻进行平静呼吸。然后夹紧鼻翼，用口呼吸。待受检者适应后，旋三通阀门，使受检者呼吸浮筒内气体。同时按下鼓速开关"3"挡（慢速），即可记录出不同呼吸状态下的呼吸曲线。

（1）潮气量　正常平静呼吸，每次吸出或呼出的气量（正常值为 500mL）。

（2）补吸气量　记录 3～5 次平静呼吸后，在新一次的吸气末，再尽力吸气所能吸入的

气量（正常值 1500～2000mL）。

（3）补呼气量　在平静呼气末，再尽力呼气所能呼出的气量（正常值 900～1200mL）。

（4）肺活量　在平静呼吸后，令受检者用最大能力深吸气，然后以最大能力深呼气，所呼出气量（正常值男性约 3500mL，女性约 2500mL）。

完成上述项目后，关上记录开关，放开鼻夹，旋转三通阀门与大气相通。从记录纸上所标数字中读取相关数据。

3. 时间肺活量的测定

肺量计内重新充新鲜空气 5L。受检者预试后（同上述项目），在平静呼吸 3～4 次后，最大限度深吸气，然后以最快的速度、最大的能力深呼气，鼓速开关选用"1"挡（快速）；记录其第 1s、第 2s 和第 3s 内呼出的气量，并计算出它们占全部呼出气量的百分比（正常人分别为 83%、96% 和 99%）。

4. 最大通气量的测定

受检者戴鼻夹呼吸浮筒内新鲜空气数次，以最深最快的速度呼吸 15s，用鼓速开关"2"挡（中速）记录呼吸曲线。然后，根据曲线高度计算 15s 内的呼出或吸入气量总值，乘以 4，即为每分钟最大通气量。

【注意事项】

（1）使用前，应检查肺量计是否漏气和漏水，平衡锤的重量是否合适。

（2）肺量计中的水应在实验前 4h 充填，使水温与室温相平衡，以减小温度对气体体积的影响。

（3）橡胶吹嘴在使用前需用 75% 乙醇消毒后浸入冷开水中备用，更换受试者时应重新消毒。

（4）测定时应注意防止从鼻孔或口角漏气。

（5）受检者被测试前应预先练习，以便测试时能适应。

【探索性思考题】

1. 什么是生理无效腔？当无效腔增大时对呼吸运动有何影响？为什么？

2. 肺活量和时间肺活量的意义有什么不同？

实验七　蛙肠系膜微循环的观察

【目的要求】

1. 观察蛙肠系膜微循环的血流状况。

2. 了解微循环各组成部分的结构和血流特点。

【基本原理】

微循环是指微动脉和微静脉之间的血液循环，是血液和组织液进行物质交换的重要场所。由于肠系膜较薄，有透光性，可用低倍显微镜观察到其血管中的血流状况。小动脉内的血液是从主干流向分支，其流速快、有搏动、红细胞有轴流现象。小静脉内的血液流速慢，无轴流现象。毛细血管透明，近乎无色，血管中的血细胞只能单个通过。如给予某些药物，则可见到血管的舒缩情况。本实验也可用蛙蹼、蛙舌或蛙膀胱观察。图 2-2-13 为显微镜下蛙肠系膜小血管，图 2-2-14 为显微镜下蛙蹼内小血管俯卧法观察血液循环。

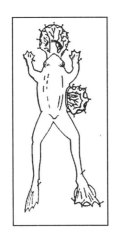 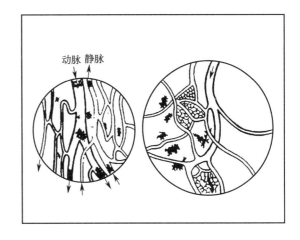

图 2-2-13　显微镜下蛙肠系膜小血管　　图 2-2-14　显微镜下蛙蹼内小血管俯卧法观察血液循环

【实验对象】

蛙或蟾蜍 1 只。

【实验器材和试剂】

（1）实验器材　显微镜、常用手术器械（粗剪、手术剪、手术钳、眼科剪、眼科镊、毁髓针、玻璃解剖针）、大头针、滴管。

（2）试剂　任氏液、0.01% 肾上腺素、0.01% 组织胺。

【方法和步骤】

取蛙或蟾蜍一只，双毁髓后将其固定在蛙板上，在腹侧部剪一切口，拉出一段小肠，将肠系膜展开，用大头针将其固定在蛙板的圆孔周围，并在上面滴加任氏液，防止干燥。

（1）低倍镜下观察小动脉、小静脉和毛细血管中血流情况，分辨其流速、方向和特征。

（2）对肠系膜血管进行轻微机械刺激，观察该处血管口径及血流速度的变化。

（3）滴 1 滴 0.01% 肾上腺素在肠系膜血管上，观察血管口径及血流速度的变化。发生变化后，迅速用任氏液冲洗干净。

（4）滴 1 滴 0.01% 组织胺在肠系膜血管上，观察血管口径及血流速度的变化。

【注意事项】

（1）手术过程中要尽量避免出血。固定肠系膜时，不可牵拉太紧，以免撕裂血管或阻断血流。

（2）实验过程中，要随时用任氏液湿润肠系膜，以防干燥。

（3）滴加各种溶液时不要污染显微镜。

【探索性思考题】

1. 0.01% 组织胺和 0.01% 肾上腺素对毛细血管的影响主要是通过什么途径引起的？结合休克的发生说明维持或调节微循环正常的因素是什么？

2. 毛细血管内血流特点对物质交换有什么影响？

3. 为什么微循环各部分的血流快慢不同？

实验八　家兔动脉血压的神经-体液调节

【目的要求】

1. 学习直接测定和记录家兔动脉血压的急性实验方法。
2. 观察神经、体液因素对心血管活动的影响。

【实验对象】

家兔。

【实验器材与试剂】

（1）实验器材　手术台、止血钳、眼科剪、BL-420E$^+$生物功能分析系统、气管插管、动脉套管、动脉夹、保护电极、照明灯、纱布、棉球、丝线、注射器。

（2）试剂　生理盐水、肝素、乌来糖（麻醉剂）、去甲肾上腺素、乙酰胆碱。

【方法与步骤】

1. 手术

取家兔一只，称重，耳缘静脉注射麻醉剂（1g/kg）进行麻醉。麻醉过程要缓慢，当动物角膜反应迟钝，掐其大腿无反应，即可停止注射，避免过度麻醉致死。

（1）将家兔背位交叉固定，将颈部喉结下部毛剪掉。

（2）紧靠喉结下缘，沿颈部正中线作一长5～7cm的皮肤切口，将皮下结缔组织钝性分离，至露出气管，穿线，用手术刀在气管上作一横切口，插入气管插管，结扎。

（3）分离颈部神经血管　分离胸骨舌骨肌和胸骨甲状肌及其周围结缔组织，在接近气管外侧，有一条较细、壁厚的血管，即为主动脉血管（可看出里面血流规律性搏动）。与主动脉伴行的有两条较粗的神经，最粗的为迷走神经，其次为交感神经，两者之间有一条很细的神经即减压神经。但减压神经的位置不固定，两条较粗的神经附近的细小神经都有可能是减压神经，可以进行刺激试探。确定迷走神经和减压神经后，分离出减压神经、迷走神经、主动脉血管，分别穿线备用。

（4）动脉套管插入　动脉套管插入前，需准备好压力换能器以及记录血压的装置。用注射器将肝素生理盐水注入套管，至将其中所有空气由插孔处排出，用肝素生理盐水代替。注入处用止血钳将胶管夹住，保证其中不能有空气。准备好动脉套管装置后，用动脉夹夹住近心端，远心端动脉结扎，在两者之间剪一小口，迅速插入动脉套管（动作迅速，否则动脉管腔急剧收缩，难以插入套管），用线将动脉插管固定于动脉内，并挂在套管（缠一圈胶布）上，以免滑脱。

（5）松开动脉夹，即可见少量动脉血液冲入动脉套管。此时即可开始进行试验，记录曲线。

2. 曲线描记

（1）描记一段正常曲线，识别一级波（心波）、二级波（呼吸波）。

（2）提起另一侧颈总动脉的备用线，动脉夹夹闭5～10s，观察记录血压变化，分析原因。

（3）中等强度的点刺激刺激另一侧减压神经，观察血压变化。双结扎后切断，再刺激减压神经的中枢端和外周端，观察记录血压变化。

（4）对另一侧迷走神经进行同样处理，分别观察双结扎切断神经前、后的血压变化。

（5）耳缘静脉注射去甲肾上腺素，观察血压变化。耳缘静脉注射乙酰胆碱，观察血压变化。

【结果分析与讨论】

实验结果分别见图 2-2-15、图 2-2-16、图 2-2-17、图 2-2-18。

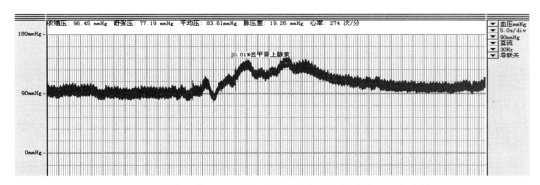

图 2-2-15　静脉注射 0.01％去甲肾上腺素后家兔动脉血压变化情况

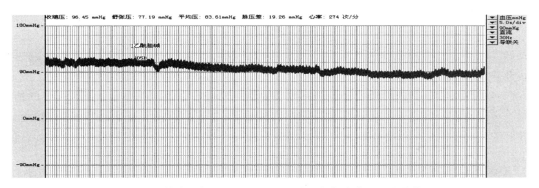

图 2-2-16　静脉注射 0.01g/L 乙酰胆碱后家兔动脉血压变化情况

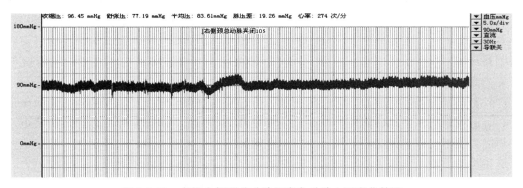

图 2-2-17　夹闭右侧颈总动脉后家兔动脉血压变化情况

由以上几幅图可以得出：

（1）注射去甲肾上腺素后，血压上升。因为去甲肾上腺素与血管平滑肌上的 α 和 β_2 肾上腺素能受体结合，使血管收缩，管径变小，外周阻力增加，从而使平均动脉压升高。此外，去甲肾上腺素还可以使心率增加，心收缩力变大。

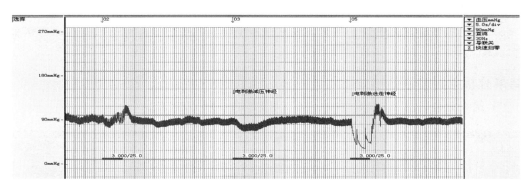

图 2-2-18　电刺激减压神经和迷走神经后家兔动脉血压变化情况

（2）注射乙酰胆碱后，血压下降。这是由于一方面，乙酰胆碱与心肌 M 受体结合，使得心率减慢，从而引起心排出量减少；另一方面，乙酰胆碱激动内皮细胞 M 受体，使得血管舒张，导致外周阻力减弱。这两个方面均可以引起血压的降低。

（3）夹闭右侧颈总动脉，家兔动脉血压升高。夹闭颈总动脉后，远心端的颈动脉窦张力感受器感受到血压下降，传出神经冲动的频率减慢，信息沿窦神经上传至延髓孤束核心血管中枢，使心迷走神经紧张减弱，心交感神经和缩血管神经紧张加强，作用于心脏，使心率加快，心排出量增加，血管收缩，外周阻力增加，血压恢复性升高。

（4）电刺激右侧减压神经，家兔动脉血压降低。家兔减压神经是传入神经，其作用是将主动脉弓感受器发出的冲动传入延髓心血管中枢，反射性引起血压降低，因此刺激减压神经，动脉血压下降。

（5）电刺激右侧迷走神经，家兔动脉血压大幅度降低。迷走神经中含从延髓下行的传出纤维，通向心脏。节前、节后纤维末端释放乙酰胆碱（ACh），属于副交感神经纤维，能使 cAMP 浓度降低，心率减慢，心房收缩力减弱，传导性减弱，使心排出量变小，平均动脉压降低。

综上所述，可知：

（1）无论是血管壁的被动收缩还是刺激不同的神经，其本质都是通过心交感神经与心迷走神经对心血管系统产生影响。即直接支配心血管活动的神经为交感神经和迷走神经。各种心血管神经都会经传入神经，将冲动传至心血管中枢-延髓，通过"接替站"孤束核，将冲动转至交感神经或迷走神经，从而达到控制心血管活动的目的。由于这两种神经节后神经末梢分别释放肾上腺素（去甲肾上腺素）和乙酰胆碱作为递质，因此肾上腺素（去甲肾上腺素）和乙酰胆碱所产生的效应与刺激两种神经是相对应的。

（2）影响动脉血压的因素：①心排出量，由心搏出量和心率两个因素决定。心搏出量增加时，心脏射血增多，动脉血压会升高（主要是收缩压）。心率增加时，心舒张期缩短，流向外周的血液不充分，因此心舒张末期留于主动脉的血量增多，致使血压增大。心迷走神经或心交感神经兴奋，作用于心肌细胞，控制心排出量，会影响血压的升降。②外周阻力，外周阻力主要来源于小动脉和微动脉对血流的阻力。外周阻力增加时，心舒张期血液流向外周的速度会减慢，因此心舒张期末存留在主动脉的血量会增多，使舒张压升高。血管都受到交感或副交感神经纤维的支配，刺激交感或副交感神经会使心血管舒张或收缩，从而降低或增加外周阻力，影响动脉血压。③主动脉和大动脉的弹性储器作用，主动脉和大动脉的弹性储器作用主要影响血压的波动性。④循环血量和血管系统容量的比例，当动物发生大出血，血量缺失过多，则血压会明显降低。实验中若家兔泵出一定量的血，在不危及生命的情况下，再测量血压，可以看出血压值明显降低。

（3）压力感受性反射是典型的负反馈调节，并且具有双向调节能力，当心排出量、外周血管阻力、血量等突然变化的情况下，对动脉血压进行快速调节。

（4）刺激神经与注射药物分别涉及神经调节与体液调节。从两者作用的时长可以看出，刺激神经时，发生反应的速度快，恢复也快；而静脉注射药物则发生反应和恢复的时间均较长。这体现了神经调节和体液调节的特点。神经调节是快速的暂时性调节，而体液调节则是较长期的调节。

（5）全身麻醉对家兔的呼吸系统是有抑制作用的，因此为保证实验的进行，采取气管插管进行辅助呼吸。

实验九　呼吸运动的调节

【目的要求】

1. 学习记录家兔呼吸运动的方法。
2. 观察并分析肺牵张反射及不同因素对呼吸运动的影响。

【基本原理】

人体及高等动物的呼吸运动之所以能持续地、节律性地进行，是由于体内调节机制的存在。体内、外的各种刺激，可以直接作用于中枢或不同部位的感受器，反射性地影响呼吸运动，以适应机体代谢的需要。肺的牵张反射参与呼吸节律的调节。

【实验对象】

家兔。

【实验器材与试剂】

（1）实验器材　兔体手术台、手术器械、张力传感器与滑轮或动物呼吸传感器、生物机能实验系统、装有 CO_2 的气袋、装有生石灰的气袋、20mL 与 50mL 注射器、橡胶管。

（2）试剂　20%或 25%氨基甲酸乙酯、生理盐水、0.5%KCN。

【方法与步骤】

急性动物实验时，记录呼吸运动的方法有 3 种。一种是通过压力传感器与气管插管连接记录；另一种是通过系在胸（或腹）部装有压力传感器的呼吸带记录；第三种是通过张力传感器记录膈肌运动。

先将动物麻醉、固定，进行颈部气管、动脉及神经分离术，插入气管插管，分离出一侧颈总动脉和双侧迷走神经，穿线备用。

1. 剑突软骨分离术

（1）切开胸骨下端剑突部位的皮肤，再沿腹白线切开长约 2cm 的切口。细心分离表面的组织（勿伤及胸骨），暴露出剑突与骨柄，用金冠剪剪去一段剑突软骨的骨柄，使剑突软骨于胸骨完全分离，但须保留附于其下方的膈肌片，并使之完好无损。此时膈肌的运动可牵动剑突软骨。

（2）将系有长线的金属钩钩住游离的剑突软骨中间部位，线的另一端通过万能滑轮系于张力传感器的应变梁上。

2. 实验装置的连接与使用

（1）连接实验装置及进入 BL-420 生物机能实验系统，将呼吸换能器插在气管插管的一侧管上，呼吸换能器与 BL-420 系统的 CH1 通道相连；刺激电极与刺激插孔相连（图 2-2-19）。

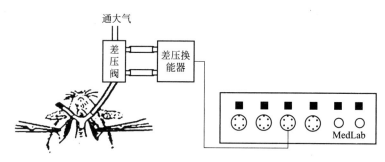

图 2-2-19　呼吸运动调节实验装置

（2）开启计算机采集系统，接通张力传感器的输入通道，调节记录系统，使呼吸曲线清楚地显示在显示器上。

【观察项目】

（1）记录呼吸运动曲线　仔细识别吸气与呼气运动与曲线方向的关系。

（2）增加无效腔对呼吸运动的影响　将长约 1.5m、内径 1cm 的橡胶管连接在气管的一个侧管上，然后用止血钳夹闭另一侧管，以增加无效腔。观察并记录呼吸运动曲线的改变。一旦出现明显变化，则立即打开止血钳，去除橡胶管待呼吸正常。

（3）CO_2 对呼吸的影响　将气管插管的一个侧管接通装有 CO_2 的气袋，同时夹闭另一侧管，使家兔对着 CO_2 气袋呼吸，观察并记录呼吸运动的变化。一旦出现明显变化，则立即打开止血钳，去除 CO_2 气袋，待呼吸恢复正常。

（4）缺氧对呼吸运动的影响　将气管插管的一个侧管接通装有生石灰的气袋，同时夹闭另一侧管，观察并记录呼吸运动的变化。一旦出现明显变化，则立即打开止血钳，去除气袋，待呼吸恢复正常。

（5）增加气道阻力对呼吸运动的影响　待呼吸运动恢复正常后，将气管插管的两个侧管同时夹闭数秒钟，观察呼吸变化。

（6）KCN 对呼吸运动的影响　由耳缘静脉注射 1mL KCN 溶液，观察并记录呼吸运动的变化。

（7）肺牵张反射　待呼吸恢复正常后，在气管插管的一个侧管上连接一个 20mL 注射器，并吸入 20mL 空气。待呼吸运动平稳后，用相当于正常呼吸时的三个呼吸节律的时间，徐徐向肺内注入 20mL 空气，与此同时夹闭另一侧管。注意观察呼吸节律的变化及运动的状态。实验后立即打开夹闭的侧管，待呼吸恢复正常。同法，于呼气末用注射器抽取肺内气体，观察呼吸的状态与注气有何区别（注意注气与抽气时间仅限于三个呼吸节律的时间，然后立即打开夹闭的侧管）。

（8）待呼吸运动恢复正常后，同时结扎双侧迷走神经（二人同时操作，第一结一定要紧、狠，务必阻断神经的传导），注意观察并记录结扎前后呼吸运动曲线的变化。

（9）重复（7）。

（10）剪断双侧迷走神经，分别刺激中枢段和外周端，观察并记录呼吸运动曲线的变化。

（11）在一侧总颈动脉插入动脉插管，缓慢放血 20mL，观察呼吸运动曲线的变化。

【结果分析和讨论】

实验结果见图 2-2-20、图 2-2-21。

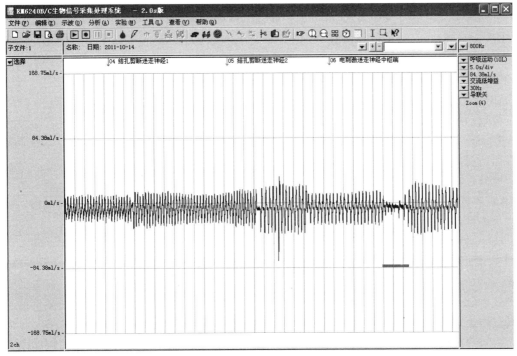

图 2-2-20　切断迷走神经后的实验结果

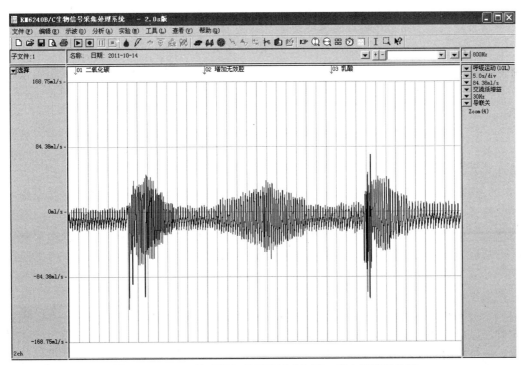

图 2-2-21　CO_2 浓度增加使呼吸运动加强、增大呼吸无效腔
对呼吸运动的影响及静脉注射乳酸对呼吸运动的影响示意图

（1）CO_2 浓度增加使呼吸运动加强　CO_2 是调节呼吸运动最重要的生理性因素，它不但对呼吸有很强的刺激作用，并且是维持延髓呼吸中枢正常兴奋活动所必须的。每当动脉血中 PCO_2 增高时呼吸加深加快，肺通气量增大，并可在一分钟左右达到高峰。由于吸入气中 CO_2 浓度增加，血液中 PCO_2 增加，CO_2 透过血脑屏障使脑脊液中 CO_2 浓度增多，$CO_2+H_2O \longrightarrow H_2CO_3 \longrightarrow HCO_3^- + H^+$，$CO_2$ 通过它产生的 H^+ 刺激延髓化学感受器，间接作用于呼吸中枢，通过呼吸机的作用使呼吸运动加强。此外，当 PCO_2 增高时，还刺激主动脉体和颈动脉体的外周化学感受器，反射性地使呼吸加深加快。

（2）吸入纯氮气使呼吸运动增加　吸入纯氮气时，因吸入气中缺 O_2，肺泡气 PO_2 下降，导致动脉血中 PO_2 下降，而 PCO_2 却基本不变（因 CO_2 扩散速度快）。随着动脉血中 PO_2 的下降，通过刺激主动脉体和颈动脉体外周化学感受器延髓呼吸中枢兴奋，膈肌和肋间外肌活动加强，反射性引起呼吸运动增加。

此外，缺 O_2 对呼吸中枢的直接效应是抑制并随缺 O_2 程度的加深而逐渐加强。所以缺 O_2 程度不同，其表现也不一样。轻度缺 O_2，通过颈动脉体等的外周化学感受器的传入冲动对呼吸中枢起兴奋作用大于缺 O_2 对呼吸中枢的直接抑制作用而表现为呼吸增强。

（3）增大呼吸无效腔对呼吸运动的影响　增加气道长度后家兔呼吸张力增加，呼吸频率增加。增加气道长度等于增加无效腔，增加无效腔使肺泡气体更新率下降，引起血中 PCO_2、PO_2 下降，刺激中枢和外周化学感受器引起呼吸运动加深加快；另外，气道加长使呼吸气道阻力增大，减少了肺泡通气量，反射性呼吸加深加快；增加家兔气道长度可使家兔通气量增加，呼吸频率加快。

（4）静脉注射乳酸（血液中 H^+ 增高）　静脉注射乳酸后，呼吸运动加深加快。因为乳酸改变了血液 pH，提高了血中 H^+ 浓度。H^+ 是化学感受器的有效刺激物。H^+ 可通过刺激外周化学感受器来调节呼吸运动，也可直接刺激中枢化学感受器，但因血中 H^+ 不容易透过血脑屏障直接作用于中枢化学感受器，因此，血中 H^+ 对中枢化学感受器的直接刺激作用不大，也较缓慢。

（5）该实验是向肺部注气造成的肺部牵张反射　向肺部吹气相当于使肺部发生扩张，这种扩张刺激了气管平滑肌的牵张感受器，冲动由迷走神经传入延髓，抑制吸气神经元，切断吸气，引起被动呼气。

（6）该实验是从肺部抽气造成的肺部牵张反射　从肺部抽气造成了肺部的萎缩，信号通过迷走神经传入呼吸中枢的程度减弱，对于吸气神经元的抑制程度减小，就会引起吸气神经元发生兴奋，增加呼吸的强度。

（7）切断一侧迷走神经后，呈现慢而深的呼吸，但不是很明显　迷走神经是肺牵张反射的传入纤维。肺牵张反射中肺扩张反射（亦称吸气抑制反射）的生理作用，在于阻抑吸气过长过深，促使吸气及时转入呼气，从而加速了吸气和呼气活动的交替，调节呼吸的频率和深度，当切断一侧迷走神经以后，中断了该侧肺牵张反射的传入道路，肺扩张反射的生理作用被消除，故呈现慢而深的呼吸运动。由于对侧的迷走神经尚未剪断，对侧仍然存在肺牵张反射，故整体情况下，慢而深的呼吸不是很明显。

（8）切断双侧迷走神经后，呈现很明显的慢而深的呼吸（主要是吸气相）　当切断双侧迷走神经以后，中断了左右两侧的肺牵张反射的传入道路，肺扩张反射的生理作用就被完全消除，故呈现很明显的慢而深的呼吸运动。

综上所述，机体通过呼吸调节血液中的 O_2、CO_2、H^+ 水平，动脉血中 O_2、CO_2、H^+ 的变化又通过化学感受器调节呼吸，维持机体内环境的相对稳定。

【探索性思考题】

1. 血液中 CO_2 浓度过高或 O_2 过少时，呼吸运动有何改变？会通过哪些途径发生这些改变？

2. 根据实验结果分析肺牵张反射（包括迷走神经吸气抑制反射和吸气兴奋反射）的反射途径，及其对维持正常呼吸节律的意义。

3. 双侧切断迷走神经以后，呼吸运动的变化说明什么问题？

实验十　影响尿生成的因素

【目的要求】

1. 验证尿的生成过程及其影响因素。
2. 观察增加血容量、20％葡萄糖溶液、垂体后叶素对尿生成的影响。
3. 掌握气管插管、动脉插管、膀胱插管的操作技术。

【基本原理】

尿生成的过程包括肾小球的滤过，肾小管、集合管的重吸收和分泌排泄过程。凡影响上述过程的因素都可以引起尿量的改变。本实验在家兔麻醉条件下将插管直接插入输尿管或膀胱以引出尿液，从而能直接观察肾脏生成的尿量在上述因素改变情况下的变化。抗利尿剂的作用原理如图 2-2-22 所示。

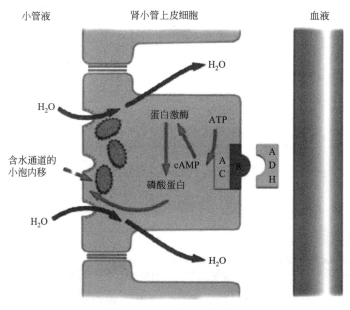

图 2-2-22　抗利尿剂的作用原理示意图

【实验对象】

家兔。

【实验器材与试剂】

（1）实验器材　常用手术器械（粗剪、手术剪、手术钳、眼科剪、眼科镊、毁髓针、玻璃解剖针)、气管插管、膀胱插管、刺激电极、保护电极、计滴器、注射器、烧杯、纱布、棉线、动脉夹、血压换能器、BL-420F 生物机能实验系统、兔解剖台。

(2) 试剂 戊巴比妥钠(30g/L)、生理盐水、20%葡萄糖溶液、垂体后叶素、呋塞米、肝素生理盐水、0.01%去甲肾上腺素、甘露醇、低浓度 Na_2SO_4 溶液、氨基甲酸乙酯溶液(30g/L)。

【方法与步骤】

1. 术前准备

(1) 麻醉 取家兔一只,称重,耳缘静脉缓慢注射氨基甲酸乙酯溶液(30g/L,按 1mL/kg 剂量给药)进行麻醉。推注药液的速度要慢,并注意观察动物反应。当家兔出现四肢松软、呼吸变深变慢、角膜反射迟钝时,表明家兔已被麻醉,即可停止注射。

(2) 固定与剪毛 将家兔翻转过来,固定于手术台上,将颈部和腹部手术视野的被毛剪去,即可进行手术。

2. 手术操作

(1) 颈部切口,作颈部正中切口,分离气管并插入气管插管。

(2) 分离左侧颈总动脉,将充满肝素生理盐水的动脉插管(已接血压换能器)插入颈总动脉内。

(3) 分离右侧迷走神经,在其下方穿两条线备用。

(4) 手术结束后,用浸有 38℃生理盐水的纱布覆盖创面。

(5) 腹部切口,在耻骨联合上方正中作一切口(长 3~5cm)。①沿腹白线切开腹壁,膀胱向尾侧移出腹外,暴露膀胱三角。找到输尿管后,将靠近膀胱处的输尿管用止血钳做钝性分离,穿线备用。②将近膀胱端的输尿管穿线膀胱导尿法结扎,于靠近结扎线处剪一斜向肾脏的小口,把充满生理盐水的细塑料管沿肾脏方向插入输尿管,结扎固定备用线。此后,可看到尿液从细塑料管中慢慢逐滴流出(图 2-2-23)。③手术结束后,用浸有 38℃生理盐水的纱布覆盖创面。

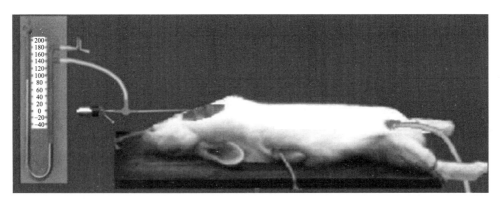

图 2-2-23 家兔导尿图

动脉插管和膀胱插管 氨基甲酸乙酯按 1g/kg 体重的剂量于耳缘静脉注射麻醉家兔,动物仰卧固定,暴露颈部气管、颈总动脉,分离左侧颈总动脉穿线备用。按 1000U/kg 体重静注肝素。左颈总动脉远心端结扎,近心端用动脉夹夹住,在靠近结扎处动脉壁剪一"V"字形切口,将动脉套管向心方向插入总管动脉内,加紧固定,打开动脉夹,记录血压。耻骨上联合 2cm 沿腹正中线切开皮肤和腹壁。暴露膀胱,在膀胱顶部剪一小口插入膀胱插管,结扎固定，记滴器记录尿流量。

（6）从膀胱引流尿液　同样切开腹壁后，膀胱向尾侧移至腹外。辨认清楚膀胱和输尿管的解剖部位，用线结扎膀胱颈部，阻断它同尿道的通路。在膀胱顶部选择血管较少处，剪一纵行小切口，插入膀胱插管（可用弯头滴管代替），插管口最好正对着输尿管在膀胱的入口处，但不要紧贴膀胱后壁，以免堵塞输尿管。用线沿切口结扎两次，将切口边缘固定在输尿管管壁上。

3. 实验装置的连接与使用

记滴器与系统的 4 号通道连接，将引流出的尿液，滴在记滴器上，描记尿滴数。刺激电极与系统的刺激输出相接。进入 BL-420F 生物机能实验系统的"实验"→"泌尿实验"→"影响尿生成的因素"，同步记录血压及尿滴数。

【观察项目】

（1）记录正常血压和尿量曲线。待血压和尿量稳定之后，开始下面的实验。

（2）耳缘静脉注射 37℃生理盐水 20mL（1min 内注射完），观察血压和尿量的变化。

（3）耳缘静脉注射 20％葡萄糖溶液 5mL，观察血压和尿量的变化。

（4）耳缘静脉注射 0.01％去甲肾上腺素 0.3mL（用生理盐水补足 1mL），观察血压和尿量变化。

（5）结扎并剪断右侧迷走神经，用中等强度的电刺激对颈部右侧迷走神经外端刺激 20～30s，使血压降至 6.67kPa（50mmHg）左右，观察尿量的变化。

（6）耳缘静脉注射呋塞米 0.3mL（用生理盐水补足 1mL），观察血压和尿量的变化。

（7）耳缘静脉注射垂体后叶素 2U，观察血压和尿量的变化。

（8）耳缘静脉注射低浓度 Na_2SO_4 溶液，观察血压和尿量的变化。

（9）耳缘静脉注射甘露醇，观察血压和尿量的变化。

【实验结果】

不同因素对家兔尿量和血压的影响（表 2-2-1）。

表 2-2-1　实验现象记录与分析

施加条件	尿量/（滴/min）	尿量变化率	血压/kPa	血压变化率
生理盐水				
20％葡萄糖溶液				
0.01％去甲肾上腺素				
迷走神经				
呋塞米				
垂体后叶素				
Na_2SO_4 溶液				
甘露醇				

【注意事项】

（1）实验前给家兔多喂食菜叶或给家兔用水灌胃，以增加基础尿量。

（2）手术操作应尽量轻柔。腹部切口不可太大，避免损伤性闭尿。剪开腹膜时，注意勿伤及内脏。

（3）实验中因需多次静脉注射，故应尽量从静脉远端开始注射，逐步移向根部，以免反复注射时造成困难。

（4）输尿管插管时，要插入输尿管管腔内，勿插在输尿管管壁与周围结缔组织间，插管应妥善固定，防止其滑脱。同时，避免扭曲输尿管，否则将会阻碍尿液的正常排出。

（5）每进行一项实验，均应等待血压和尿量基本恢复到对照值后再进行下一项实验，以排除其他因素对实验结果的影响。

【结果分析和讨论】

实验结果（图 2-2-24～图 2-2-31）。

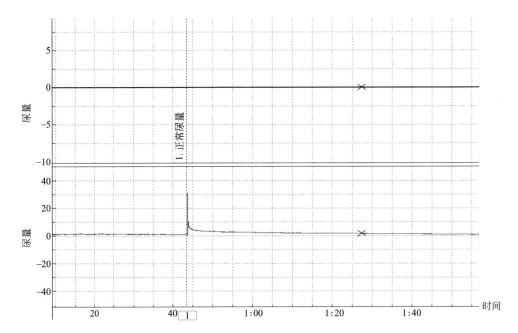

图 2-2-24　家兔正常情况尿量图

注：正常情况下，家兔无尿液生成。

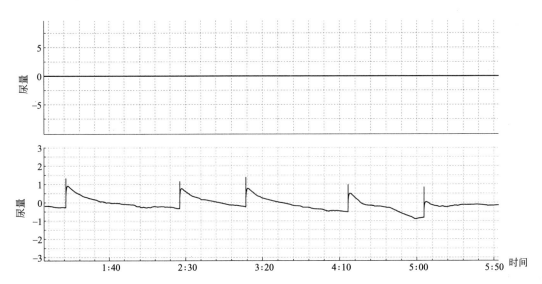

图 2-2-25　注射生理盐水后家兔尿量变化图

注：注射生理盐水后家兔尿量稍有增加。

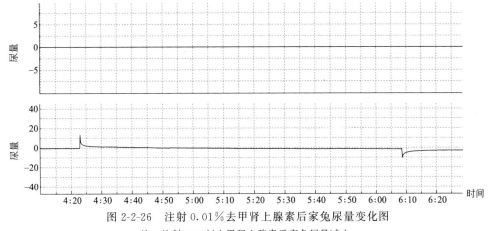

图 2-2-26　注射 0.01％去甲肾上腺素后家兔尿量变化图

注：注射 0.01％去甲肾上腺素后家兔尿量减少。

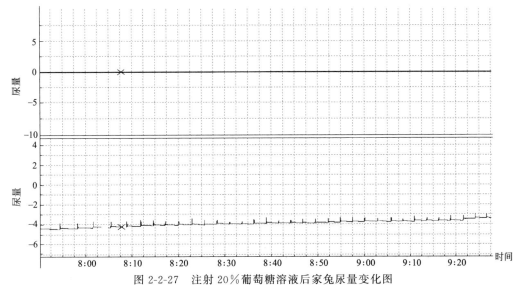

图 2-2-27　注射 20％葡萄糖溶液后家兔尿量变化图

注：注射 20％葡萄糖溶液可使家兔尿量显著增加。

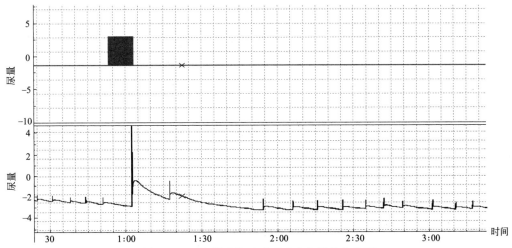

图 2-2-28　注射垂体后叶素后家兔尿量变化图

注：注射垂体后叶素后家兔尿量显著减少。

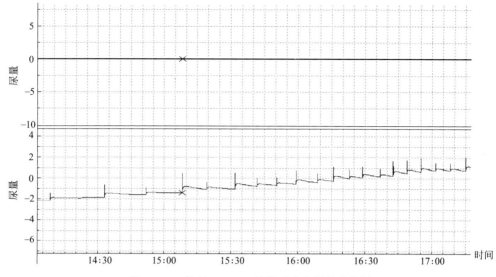

图 2-2-29　注射 Na_2SO_4 溶液后家兔尿量变化图

注：注射 Na_2SO_4 溶液后家兔尿量显著增加。

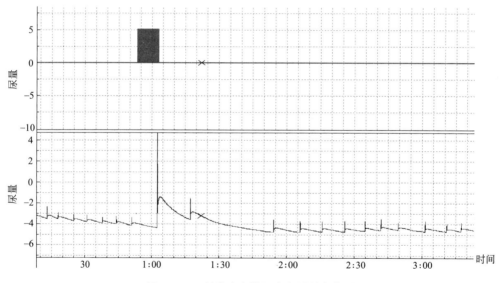

图 2-2-30　刺激迷走神经家兔尿量变化图

注：刺激家兔迷走神经后尿液的生成量减少。

由以上几幅实验结果图可知：

（1）静脉快速注射生理盐水使血浆渗透压降低，血液经过肾小球时的滤过率增加，而且肾小球血浆流量也增加，原尿生成增加，同时血容量增加，可刺激容量感受器，血压升高可刺激压力感受器，增加抑制血管升压素的分泌和释放，使远端肾小管和集合管对水的重吸收减少。要排除体内过多水分以维持血容量的正常，所以最后尿液生成量增加。

（2）肾上腺素可兴奋血管平滑肌上的 α-肾上腺素能受体，引起血管收缩，外周阻力增加，同时对心脏起到正性变时、变力和变传导作用，从而导致血压上升，尿量减少。并且去甲肾上腺素可同时兴奋肾入球小动脉和出球小动脉，但前者收缩更明显，肾血流量减少，肾小球毛细血管血压下降，肾小球的有效滤过压下降，尿生成减少。

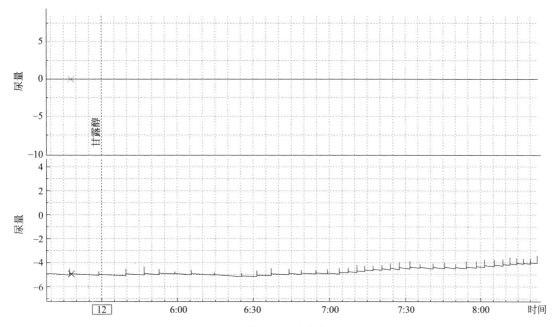

图 2-2-31　注射甘露醇后家兔尿量变化图

注：注射甘露醇使尿液生成量增加。

（3）静脉注射葡萄糖，由于肾小管对葡萄糖的重吸收具有一定限度（肾糖阈 160～180mg/mL），实验中葡萄糖的注射量远远超过其肾糖阈，经肾小球滤出的大量葡萄糖不能被肾小管上皮细胞全部重吸收，小管液中葡萄糖含量增多，渗透压增高，妨碍了肾小管特别是近球小管对水的重吸收，小管液中的 Na^+ 浓度被稀释而降低，故 Na^+ 的重吸收也减少，氯化钠及水的排出均增加，水随葡萄糖一起排出，尿量增加，称为渗透性利尿。

（4）注射垂体后叶素（催产素和 ADH），ADH 与远曲后段、集合管上皮的受体结合后，可增加管腔膜上的水通道，提高肾远端小管和集合管上皮细胞的对水通透性，从而促进水的吸收，使得重吸收水增多而使尿量减少。

（5）注射 Na_2SO_4 溶液后家兔尿量显著增加。原因是在肾小管中，SO_4^{2-} 离子仅有少部分被重吸收，而在近端小管前半段，Na^+ 的重吸收量最大，注射过多的硫酸钠，会导致肾小管内的 SO_4^{2-} 离子与 Na^+ 离子浓度过高，渗透压高，提高了小管液中溶质浓度，阻碍近曲小管对水的吸收，导致尿量增多。

（6）刺激迷走神经，尿量大大减少，甚至可出现暂时无尿。刺激迷走神经外周端，其末梢释放乙酰胆碱与心肌细胞膜上的 M 受体相结合，改变离子通道的通透性和心肌动作电位，引起心脏活动抑制，导致心排出量的减少，血压下降，肾小球有效滤过压下降，肾小球滤过率下降，尿液滤过减少，最后引起尿量的减少。血压下降还可以反射性地引起交感神经兴奋，导致入球小动脉收缩，使尿量进一步减少。

（7）甘露醇可使家兔尿量显著增加。当其注入静脉后，由于其为单糖，在体内很少被分解，甘露醇从肾小球滤过时，在肾小管中不易被重吸收，使肾小管中的原尿的渗透压增高，带出大量的水分而起到渗透利尿作用。

【探索性思考题】

1. 静脉注射大量生理盐水后，尿量增多的机制是什么？

2. 静脉注射 20%葡萄糖溶液对血压和尿量有何影响，为什么？

3. 静脉注射 0.01%去甲肾上腺素对血压和尿量有何影响？

4. 电刺激迷走神经外端对尿量和血压有何影响？

5. 静脉注射垂体后叶素对尿量和血压有何影响？

实验十一　大脑皮层诱发电位

【目的要求】

用电脉冲刺激家兔坐骨神经，在其皮层的相应代表区记录诱发电位，以观察大脑皮层体感诱发电位的基本特征，并了解记录诱发电位的方法。

【基本原理】

皮层诱发电位（evoked cortical potential）是指感觉传入系统受到刺激时，在皮层某一局限区域引出的电位变化。受刺激的部位可以是感觉器官、感觉神经或感觉传导途径上的任何一点。由于皮层时刻都在活动着并产生自发脑电波，因此皮层诱发电位时常出现在自发脑电波的背景上。鉴于自发脑电波越低，诱发电位就越清楚，因而经常使用深度麻醉方法来压低自发脑电波而突出诱发电位。诱发电位技术较早就被应用于感觉系统的电生理研究，在感觉功能的中枢定位、连接及投射关系等方面的研究中发挥了重要作用。近年来由于电子计算机的应用，出现了对诱发电位的叠加与平均技术，可以在人的颅外头皮上记录出清醒状态下的诱发电位，从而使得诱发电位在临床诊断方面获得了应用。

常见的皮层诱发电位有躯体感觉诱发电位、听觉诱发电位和视觉诱发电位等。各种诱发电位均有其一定的形式。在动物皮层相应的感觉区表面引出的体感诱发电位，可分为两部分：一为主反应，另一为后发放。主反应的出现与刺激有锁时（timelocked）关系，即在相同的实验条件下，刺激同一部位，在同一引导区域出现诱发电位的潜伏期是稳定不变的。家兔体感皮层诱发电位的潜伏期一般为 5～12ms。主反应是一先正后负的电位变化，正向波比较恒定。后发放尾随主反应之后，为一系列正向的周期性电位变化，其周期节律一般为 8～12 次/s。后发放是否出现及其持续时间的久暂，取决于刺激强度与麻醉状态。一般来说刺激强度大，而麻醉程度浅时，后发放易于出现，且持续时间较长。

【实验对象】

家兔 1 只。

【实验器材与试剂】

（1）实验器材　示波器、前置放大器、刺激器、马蹄形固定器、电极操纵器（三向推进器）、皮层引导电极（直径为 1mm 的银丝，头端呈球形，又称银球电极）、保护电极、哺乳类动物手术器械一套、兔颅骨钻（或牙钻）、骨钳、20mL 注射器及针头。

（2）试剂　骨蜡、液体石蜡、1%氯醛糖和 10%氨基甲酸乙酯混合液（1g 氯醛糖加 10g 氨基甲酸乙酯再加水至 100mL，加热溶解）。

【方法与步骤】

1. 麻醉

抽取 1%氯醛糖和 10%氨基甲酸乙酯混合液，按 4～5mL/kg 体重的剂量（每公斤体重为 40～50mg 氯醛糖加 400～500mg 氨基甲酸乙酯），由兔耳缘静脉注射进行麻醉。实验中可按需要做皮下注射追加麻醉药 0.5mL/（kg·h），麻醉深度以维持呼吸在 20～24 次/min，皮层自发脑电很小为宜。

2. 手术

（1）行气管插管术。

（2）分离坐骨神经，安放刺激电极。剪去右侧大腿背外侧的毛，于大腿中部纵行切开皮肤，用止血钳钝性分离股二头肌与半腱肌，在深部即可找到粗大、色白的坐骨神经，将保护电极安放在坐骨神经上，并覆盖一温热的液体石蜡棉条，然后锁定保护电极，并把切口皮肤用止血钳夹闭。

（3）暴露大脑皮层。将兔头固定于马蹄形固定器上，剪去头顶部的毛，沿头顶正中线纵行切开头皮约 4cm，用刀柄钝性分离骨膜，清楚暴露颅骨骨缝。在冠状缝后缘，矢状缝左旁 1cm 处，用兔颅骨钻钻开颅骨，用骨钳仔细扩大创口，前至冠状缝前 5mm 处，后至人字缝前缘，右至矢状缝旁，暴露两侧大脑皮层。注意勿伤及正中线血管及硬脑膜。骨缝出血可用骨蜡封闭。

3. 连接实验装置和调节仪器参数

皮层引导电极的尾端接前置放大器的输入端，前置放大器的输出接示波器的 Y 轴输入。刺激器的输出接保护电极。前置放大器的时间常数（输入选择）选 0.1～1s、高频滤波选 1kHz。示波器用外触发扫描，扫描速度调至 10ms/cm。放大总灵敏度调至 0.1mV/cm。刺激器输出刺激的频率为 1Hz，波宽为 0.1～0.2ms，经隔离输出，强度以引起右后肢随刺激微动为宜。

将皮层引导电极装在三向推进器上，参考电极夹在头皮切口边缘上，并将动物妥善接地。

【观察项目】

（1）观察体感区皮层的自发脑电　将示波器的扫描方式转变为连续扫描状态，移动三向推进尺，使引导电极的银球轻轻接触已暴露的体感区皮层，在示波器上即可显示出自发脑电，观察其波形特点。

（2）引导并观察诱发电位　将示波器的扫描方式转变为外触发扫描状态，使扫描与刺激器的输出同步。开动刺激器，使受刺激的右后肢随刺激而微动，观察示波器上是否出现诱发电位。如诱发电位不明显，可移动引导电极的位置，寻找出较大且稳定的诱发电位。

观察诱发电位的波形特征，识别刺激伪迹，测量主反应的正波峰（向下）及负波峰（向上）的潜伏期和幅度。

改变刺激强度，观察诱发电位的变化（图 2-2-32）。

刺激不同部位，观察到的现象汇总如下（表 2-2-2）。

表 2-2-2　大脑皮质运动区定位结果表

刺激部位	受刺激后的运动部分	刺激部位	受刺激后的运动部分
刺激动头刺激点	头转向对侧伴有咀嚼	刺激举尾刺激点	尾巴举起并伴有耳朵竖起
刺激竖耳刺激点	头转向同侧伴有竖耳	刺激咀嚼刺激点	头转向对侧伴有咀嚼
刺激动前肢刺激点	头转向对侧伴有前肢运动		

【注意事项】

（1）整个实验最好在屏蔽室内进行，或把家兔用铜丝网屏蔽起来，以减少交流电干扰。

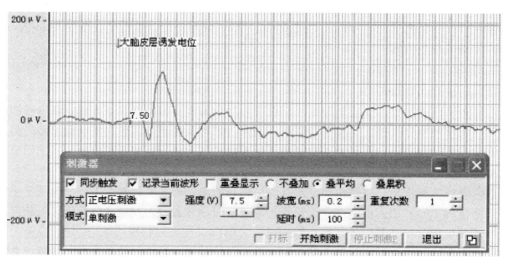

图 2-2-32　家兔大脑皮层电位图

（2）手术过程中要注意大脑皮层血管的情况。一旦血管破裂出现血凝块，会压迫大脑皮层细胞，造成缺氧，导致实验失败。

（3）引导电极放置时不能重压大脑皮层，只能轻触，更换引导部位时，要先旋起电极使之离开大脑皮层，再移动电极位置，以防损伤大脑皮层。

【探索性思考题】

1. 什么叫大脑皮层自发脑电活动？它与大脑皮层诱发电位有什么区别？

2. 大脑皮层诱发电位有何特点？

3. 临床上检测皮层诱发电位的诊断意义是什么？

第三章

人体解剖生理学实验中常用实验动物的生物学特征及实验基本操作技术

第一节　人体解剖生理学实验中常用实验动物的生物学特征

1. 蛙（或蟾蜍）的生物学特征及实验应用

蛙（或蟾蜍）属于两栖变温动物，皮肤光滑湿润，有腺体无外鳞。蛙的心脏有两个心房，一个心室，心房与心室区分不明显，动静脉血液混合，有冬眠习性。生存环境比哺乳动物简单，在机能学实验中有多种实验需要用到该动物。如：①离体蛙心实验，常用来研究心脏的生理功能及药物对心脏活动的影响；②蛙的腓肠肌和坐骨神经，可用于观察外周神经及其肌肉的功能，以及药物对周围神经、骨骼肌或神经肌肉接头的影响；③腓肠肌可用于记录终板电位，在脊休克、脊髓反射、反射弧分析、肠系膜微循环等多个实验中应用。

2. 小鼠的生物学特征及实验应用

小鼠性情温顺，易于捕捉，胆小怕惊，对外来刺激敏感。胃容量小，不耐饥渴，随时采食。在机能学实验中常选用该动物，如某些药物的筛选实验、半数致死量（LD_{50}）测定、药效比较、毒性实验及妊娠期 20 天左右观察，常用于避孕药实验及抗癌药实验。

3. 大鼠的生物学特征及实验应用

大鼠性情温顺，行动迟缓，易于捕捉，但受惊吓或粗暴操作时，会紧张不安甚至攻击人。大鼠嗅觉发达，对外界刺激敏感，抵抗力较强。大鼠无胆囊，肾单位表浅，肝再生能力强。大鼠的血压反应比兔稳定，可用于做血压实验，也可用于慢性实验，抗炎、降脂、利胆、子宫实验及心血管系统的实验。《中华人民共和国药典》规定该动物为催产素效价测定及药品质控中升压物质检查指定动物。

4. 豚鼠的生物学特征及实验应用

豚鼠性情温和，胆小，饲养管理方便，可群养。豚鼠耳蜗管发达，听觉灵敏，存在可见的普赖厄反射（听觉耳动反射），乳突部骨质薄弱。豚鼠对组织胺、人型结核杆菌很敏感。能耐受腹腔手术，可用于肾上腺功能的研究。其自身不能合成维生素 C，是研究实验性坏血症的唯一动物。

5. 家兔的生物学特征及实验应用

家兔属于草食性动物，性情温顺但群居性差，听觉、嗅觉十分灵敏，胆小易惊，具夜行性和嗜睡性。主要利用呼吸散热维持体温平衡，耐冷不耐热，厌湿喜干。家兔广泛应用于医学研究中。由于兔耳血管丰富，耳静脉表浅，易暴露，是静脉给药及采血的最佳部位。兔的减压神经在颈部与迷走交感神经分开走行而自成一束，常用于研究减压神经与心血管活动的关系。家兔的体温调节较稳定，反应灵敏，常用于发热研究和热源试验，是药品质控中热源检查的指定动物。家兔对组织胺不敏感，不发生呕吐，因此不适用于组织胺过敏性休克、催吐和镇吐药物的研究。

6. 猫的生物学特征及实验应用

猫是天生谨慎而神经质的动物。反应灵敏，喜爱孤独而自由地生活，喜居明亮干燥处。循环系统发达，血管坚韧，血压稳定，对降压物质反应特别敏感，是药品质控中降压物质检查的指定动物。还可做去大脑僵直、姿势反射和虹膜反应以及呼吸、心血管反射的调节实验等。

7. 狗的生物学特征及实验应用

狗品种繁多，个体差异大。听觉、嗅觉灵敏，反应敏捷，对外界环境适应能力强，易驯养，经过训练后能很好地配合实验。狗在基础医学研究和教学实验中是最常用的实验动物之一，常用于心血管系统、脊髓传导、大脑皮层功能定位、条件反射、内分泌腺摘除和各种消化系统功能的实验研究，特别适用于实验外科学的研究，是临床探索新的手术方法和观察手术疗效的首选实验动物。

第二节　人体解剖生理学实验基本操作技术

一、实验常用动物的选择和准备

1. 在医学实验中最常用的动物有哪些？选择动物的原则是什么？

在机能学实验中最常选用哺乳类、两栖类动物，有兔、狗、猫、大鼠、小鼠、豚鼠、蛙等。实验动物的选择首先根据实验的目的和要求、动物的特点（生理特点和对某些药物反应的敏感性）以及一些实际情况（如动物来源如何、饲养管理条件、经费等）。在实验动物的选择上，必须注意三点，即动物的种类、品系和个体差异，如果选用动物不当，会出现与人类药效不符的现象。为了获得理想的实验结果，就要选择健康动物进行实验，动物的健康状态可以从动物的活动情况、外观加以判断。当动物有病时，常表现为精神不振、行动迟缓、毛发蓬乱无光泽、鼻部皮肤干燥并流鼻水、眼有分泌物等。进行慢性实验时应选择年轻健壮的雄性动物，因年老动物的耐受力差，术后不易恢复，故不大选用。一般在实验前 12h 禁食，可饮水。慢性实验应提前数周将动物放到实验室，让动物熟悉和适应环境，为实验前做好一切准备工作。实验者术后要耐心细致观察动物的一切状况（包括动物的活动及进食情况），最好亲自护理和喂养。

2. 动物实验的常用方法有哪些？

动物实验方法已成为医学科学研究和实验教学及相关学科研究中不可缺少的重要手段。动物的实验方法是多种多样的，在医学的各个学科领域内都有其不同的应用，但基本的实验方法则是共同的：①如健康动物的识别、选择、抓取、固定、麻醉、动物分组、编号、脱毛、给药、采血、取尿、急救、处死、尸检等，不论从事何种课题的医学研究都涉及这套实验动物基本操作方法。②动物实验按机体水平不同可分为整体实验和离体实验，还可进一步细分为分子、亚细胞、细胞、组织、器官、整体动物和无损伤动物等水平的实验。按时间的长短则可分为急性实验和慢性实验。③按学科不同可分为生理学的动物实验方法，病理生理学的动物实验方法，药理学的动物实验方法，病理解剖学、组织学的动物实验方法等。

3. 如何合理选择实验动物和充分利用动物?

在医学研究中合理地选择好实验动物是非常重要的，不同的实验有不同的目的要求，而各种动物又有自己的生物特点和解剖生理特征。如果选择得当，则可用少量的人力、动物和时间，以最小的代价最大限度地获得可靠的实验结果。否则，不仅造成不必要的浪费，更严重的是会影响实验结果的判断。因此，应选择那些结构、功能、代谢和人类相似的动物进行实验。大型灵长类动物数量少，价格昂贵，不易获得，而且遗传和微生物控制较困难，一般在医学实验中较少使用，而用一般动物替代。如：狗具有发达的血液循环和神经系统，消化过程与人相似，适用于做营养学、毒理学、生理学及实验外科学研究。两栖类的蛙和蟾蜍，大脑很不发达，和人类相差甚远，当然不能用于高级神经活动的研究，但进行简单的反射弧试验，选用蛙很合适，因为最简单的反射中枢位于脊髓，而蛙的脊髓适合该实验要求：结构简单，容易分析；而高等动物的反射弧复杂而难于分析。兔的主动脉神经（减压神经）自成一束，多用于减压反射或减压神经放电实验。豚鼠耳蜗较发达，常用于引导耳蜗微音器电位。大鼠、狗、猫的心脏比兔心更强更持久，所以常用于血流动力学及冠状循环的研究。

为了充分利用好动物，节省经费，可在不影响实验结果的情况下，在同一动物身上进行不同的实验内容。如：用兔取心脏、小肠分别做离体灌流实验；胸内负压与呼吸运动调节，膈神经放电实验可先后结合起来；皮层诱发电位与大脑皮层运动功能定位及去大脑僵直实验可结合起来。在同一只蛙体上可先做期前收缩或代偿间歇实验，再做蛙心起搏点观察。

二、实验动物的捉持与固定

正确地捉拿固定动物是为了不损害动物健康，不影响观察指标，并防止被动物咬伤，保证实验顺利进行。

1. 如何正确捉拿及固定狗?

对于未经驯服的犬，需先用特制铁钳夹住头颈将其按倒，以绳索捆扎犬嘴。绑嘴时，绳带先从嘴角绕至鼻上方打一结，再将绳带绕到嘴下方打一结，然后将绳带拉到耳后颈部打结固定，方可给药。对于已经驯养的犬，不宜用铁钳夹头，实验者先对其爱抚，逐渐接近动物，给狗带好嘴罩固定，分别把狗的四肢（右上右下，左上左下）用带子捆绑好，然后开始麻醉。首先将狗放到解剖台上，把颈部拉直固定好头部，然后取绳索用其一端分别绑在前肢的腕关节上部和后肢的踝关节上部，绳索的另一端分别固定在实验台同侧的固定钩上。固定两前肢时，亦可将两根绳索交叉从狗的背后穿过，分别绑在实验台两侧的固定钩上。

2. 如何正确捉拿及固定家兔?

家兔比较温顺不会咬人，但脚爪较尖，应避免抓伤。右手抓住兔的颈背部皮肤，轻轻提起，左手托起臀部，使兔成坐位姿势，切忌捉拿双耳。把兔放入固定器内，开始麻醉。将麻醉好的家兔取仰卧位，用一根棉绳的一端打个活节套牵引兔的两只上门齿，另一端拴在手术台前端的铁柱上。四肢固定方法参照狗的四肢固定法。

3. 如何正确捉拿及固定猫?

捉持猫时应戴手套，注意防止被其抓伤，将猫装在布袋内，然后逐渐收缩布袋，将猫推到袋角按住头部和躯体，隔着布层作腹腔内注射麻醉。猫的头部和四肢固定可参照兔的固定方法进行。

4. 如何正确捉拿及固定大鼠?

为防止大鼠在惊恐或激怒时咬伤操作者手指,捉拿时最好带上防护手套,先用右手抓住鼠尾并立即提起,放在易攀抓的粗糙面上,用左手拇指和示指抓住其两颊及后枕部皮肤,充分固定慎防咬伤,其余手指握住整个鼠体,注意握力不要太大,以免大鼠窒息死亡。然后将其腹部向上,做腹腔麻醉,最后固定。

5. 如何正确捉拿及固定小鼠?

小鼠性情温顺,一般不会主动咬人,但取用时动作也要轻缓。抓取时先用右手提起鼠尾,放在鼠笼盖上或易攀抓的粗糙面上,将鼠尾向后轻拉,此时小鼠前肢紧紧抓住粗糙面,迅速用左手拇指及示指沿其背向前捏住两耳和头颈部皮肤,将小鼠尾巴夹在环指、小指和手掌之间。

6. 如何正确捉拿及固定蛙?

实验者左手示指和中指夹住蛙两前肢,环指和小指夹住两后肢,拇指触摸枕骨大孔位置,右手持探针刺入枕骨大孔,破坏脑脊髓。在抓取蟾蜍时,应注意勿挤压其两侧耳部突起之毒腺,以免毒液喷出射进眼中。

7. 如何正确捉拿及固定豚鼠?

豚鼠较为胆小易惊,所以在抓取时,必须稳、准和迅速。抓取幼小豚鼠时,用两手捧起来,成熟动物则用右手大把抓起来,用手固定,方法是先用手掌迅速扣住鼠背,抓住其肩胛上方,以拇指和示指环握颈部,另一只手托住臀部。也可用固定器固定豚鼠或将豚鼠四肢固定在木板上。

三、实验动物被毛的去除

动物的被毛常影响实验操作和实验结果的观察,因此实验中常需去除或剪短动物的被毛,有时需标号或区别动物也要剪毛或脱毛。常用的去毛方法有剪毛、拔毛和脱毛 3 种。

1. 何谓剪毛法?如何进行?

剪毛法是急性实验中最常用的方法。将动物固定好,用剪刀紧贴动物皮肤将所需去毛部位的被毛剪去。必要时可用拇指和示指拉紧皮肤剪毛,不可用手提起被毛,以免剪破皮肤。剪下的被毛集中在一个容器内,容器内加水以防剪下的毛乱飞,勿遗留剪下的毛在手术部位或实验环境中,以免影响实验。

2. 何谓拔毛法?如何进行?

拔毛法为用拇指和示指将所需部位皮毛拔出,兔耳缘静脉注射或取血时以及给大、小鼠做尾静脉注射时常用此法。也可用胶布或医用橡皮膏在去毛部位反复轻贴轻拉去毛。此方法简便,但毛囊易受损。

3. 何谓脱毛法?如何配置脱毛剂?

使用化学脱毛剂将动物被毛脱去。此种方法常用于大动物无菌手术,观察动物局部血液循环或其他各种病理变化。

常用的脱毛剂配方:①硫化钠 8g 溶于 100mL 水中,配成 8%硫化钠水溶液;②硫化钠 3g、肥皂粉 1 份、淀粉 7 份,加水混合,调成糊状软膏;③硫化钠 8g、淀粉 7g、糖 4g、甘油 5g、硼砂 1g、水 75g,共 100g,调成糊状;④硫化碱 10g、生石灰 15g,加水至 100g,溶解后即可使用。各种脱毛剂用法:将脱毛部位的被毛先用剪刀剪短,以节省脱毛剂的用量,用棉球或纱布块蘸脱毛剂在脱毛部位涂成薄层,2~3min 后用温水洗去该部位脱下的毛,再用干纱布将水擦干,涂上一层油脂。采用上述 1~3 种配方,对家兔、大鼠、小鼠等小动物脱毛效果较好。第 4 种配方对狗等大动物的脱毛效果较好。

四、实验动物性别的鉴别

1. 如何鉴别小鼠、大鼠的性别？

根据外生殖器（阴蒂或阴茎）与肛门之间的距离来判断这些动物新生仔的性别，一般间隔短的是雄性，外生殖器阴茎与阴蒂大，但是对此判别要有一定经验，成熟期雌性有阴道口，雄性有膨起的阴囊和阴茎。

2. 如何鉴别豚鼠的性别？

雌性外生殖器阴蒂突起比较小，用拇指按住这个突起，其余手指拨开大阴唇的被毛，可看到阴道口，但一定要注意，豚鼠的阴道口除发情期以外有闭锁膜关闭着。雄性外生殖器处有包皮覆盖的阴茎的小隆起，用拇指轻轻按住包皮小突起的基部，龟头突出容易判断。

3. 如何鉴别家兔的性别？

新生仔兔的性别判断比大鼠等困难。雌雄是根据肛门和尿道开口部之间的距离以及尿道开口部的形态来判断，肛门和尿道开口部之间的距离，雄性是雌性的 1.5～2 倍。手指压靠近尿道开口处的下腹部，雌性肛门和尿道开口部之间的距离不明显伸长，尿道开口依然指向肛门方向，雄性则距离明显伸长，尿道开口于肛门相反的方向。尿道开口部的形状，雌的是裂缝、细长形，雄的则是圆筒形。成年兔根据雌性阴道口的存在及雄性阴囊部膨胀和阴茎的存在相区别。

五、实验动物编号标记的方法

1. 为什么要对实验动物进行编号标记？标记的方法有几种？

动物在实验前常常需要适当分组，不同的体重或相同的体重放在同一个笼时，这就需要编号标记。标记的方法很多，良好的标记方法应满足标号清晰、耐久、简便、适用、无明显损伤、无毒和易辨认等要求。标记的方法有染色标记法、号牌法、打孔剪口法和剃毛、剪毛法。

2. 实验动物染色标记法是如何进行的？

染色标记法在实验室中最常使用，也很方便，常用化学药品涂染动物背部或四肢一定部位的皮毛，代表一定的编号。常用的涂染化学药品有：黄色如 3%～5% 苦味酸溶液；红色如 0.5% 中性红或品红溶液；咖啡色如 20% 硝酸银溶液；黑色如煤焦油的乙醇溶液。

标记的方法是用毛笔或棉签蘸取上述溶液，在动物的不同部位涂上斑点（色）以示不同号码。动物染色编号的原则是先左后右，先上后下，如：在鼠的左前腿上为 1 号，左侧腹部位为 2 号，左后腿为 3 号，头顶部为 4 号，腰背部为 5 号，尾基部为 6 号，右前腿为 7 号，右侧腰部为 8 号，右后腿为 9 号，空白色为 10 号。如动物编号较多可在动物两个部位分别涂同色，如双前肢为 11 号，双后肢为 12 号，左前左后肢为 13 号等，反复交错，增加涂色数。此种方法常适用于小鼠、大鼠、家兔、豚鼠等。

3. 实验动物号牌法如何进行？

实验动物号牌法是用金属制作的号牌，固定于实验动物的耳上，一般适用于狗、猫、猴、羊等。

4. 实验动物打孔剪口法如何进行？

实验动物打孔剪口法在耳朵不同部位打一小孔或剪一小缝表示号码，这种方法维持时间长。仅适用于小鼠、大鼠、家兔等。

5. 实验动物剃毛、剪毛法如何进行？

剪毛前先将动物适当固定，应把剪刀贴紧皮肤剪毛，不要用手提起背毛，以免剪破皮肤。此法仅适用于有色动物或大动物短时间的标记。如家兔、金黄地鼠等。

六、常用实验动物的麻醉

1. 实验前为什么要对动物实施麻醉？

实验动物的麻醉，是机能学实验中的一项重要问题。特别是一些精细的或可能引起疼痛的手术实验。为了减少动物的挣扎和保持安静，避免疼痛或动物骚动等因素对实验结果的干扰，使实验便于操作和顺利进行，常对实验动物采取必须的麻醉。动物麻醉的关键在于正确选择麻醉剂的麻醉方法。主要根据实验目的及动物的种类、体重和实验时间长短来进行选择。

2. 常用的动物麻醉方法与麻醉用药有哪些？

动物的麻醉方法分全身麻醉和局部麻醉。①全身麻醉又分为吸入性麻醉和非吸入性麻醉（注射麻醉）。吸入性麻醉常用药物有乙醚、氯仿和氟烷类等挥发性麻醉药。非吸入性麻醉常用药物有戊巴比妥钠、硫喷妥钠、乌拉坦、水合氯醛等麻醉药。②常用局部麻醉药物为盐酸普鲁卡因注射液和盐酸可卡因溶液。

3. 如何给予动物吸入性麻醉药物？

①小鼠和大鼠：将动物扣在玻璃罩或烧杯内，然后把含有麻醉药的棉球或纱布放入其中，动物因吸入麻醉药气体而被麻醉。②兔、猫、犬：将装有少许棉花的圆锥形麻醉口罩套住动物鼻子，从口罩上的小孔滴入麻醉药。使麻醉药气体随呼吸进入体内产生麻醉。吸入麻醉过程中应随时观察动物变化，麻醉后及时将动物从麻醉容器中取出或取下麻醉口罩，以防麻醉过深死亡。

4. 如何给予注射麻醉药物？

注射麻醉的给药方法常用的是腹腔注射和静脉注射两种。小动物多用腹腔注射，大动物则常用静脉注射。静脉注射的原则是宁浅勿深，先注射麻醉药总量的 2/3，剩下的 1/3 在观察动物的反应（如呼吸频率变慢、角膜反射、疼痛消失等）的同时，缓慢地推注直到麻醉好。如果动物还没有完全麻醉，5min 后可以再补充一些，以达到足够的麻醉深度。腹腔注射比较方便，但是麻醉起效慢，动物兴奋现象明显，麻醉深浅不易控制，偶尔有误注肠腔或膀胱的可能。

5. 如何进行实验动物的局部麻醉？

①猫的局部麻醉一般应用 0.5%～1.0% 盐酸普鲁卡因注射。黏膜表面麻醉宜用 2% 盐酸可卡因。②兔在眼球手术时，可于结膜囊滴入 0.02% 盐酸可卡因溶液，数秒钟可出现麻醉。③狗的局部麻醉用 0.5%～1% 盐酸普鲁卡因注射。眼、鼻、咽喉表面麻醉可用 2% 盐酸可卡因。

6. 氨基甲酸乙酯（乌拉坦）麻醉药的物理、化学及生物学特性如何？

氨基甲酸乙酯易溶于水，用药剂量为 20%～25%，常用于兔、猫、狗、蛙等动物的麻醉。优点：价廉，使用简便，一次给药可维持 4～5h，且麻醉过程较平稳，动物无明显挣扎现象。缺点：苏醒慢，麻醉深度和使用剂量较难掌握，推注快了抑制呼吸。

7. 戊巴比妥钠麻醉药的特性如何？

戊巴比妥钠为白色粉末，用时配成 3% 溶液静脉或腹腔注射。作用发生快，维持时间

3～5h。静脉注射时前 1/3 剂量可快速注射，以快速度过兴奋期，后 2/3 剂量应缓慢注射，密切观察动物的反应。优点：用量少，维持时间要比乌拉坦短，药量宜掌握。缺点：给药时动物挣扎出现兴奋，动物麻醉后，常因麻醉药的作用肌肉松弛、血管扩张，致使体温缓慢下降，所以应设法保温。

8. 硫喷妥钠麻醉药的特性如何？

本品为淡黄色粉末，其水溶液不稳定，故需临时配制成 2%～5% 溶液经静脉注射。一次给药可维持 0.5～1h，一般用在实验较短的情况，缓慢注射，防止抑制呼吸，连续应用易蓄积，毒性小，更适合于小动物。

9. 氯-乌合剂（含氯醛糖 1%、乌拉坦 7%）的特性如何？

氯-乌合剂常用于中枢性实验，如大脑皮层诱发电位等。该合剂对神经反射及心血管的影响较小。一般用于猫和家兔。

10. 乙醚的特性如何？

呼吸性麻醉药，可用于各种动物，尤其是时间短的实验或手术。吸入后 10～20min 开始生效。本药优点是安全、苏醒快、麻醉的深度及用药量易掌握。缺点是麻醉初期动物出现较强的兴奋现象。另外，乙醚可强烈刺激呼吸道黏膜产生大量的分泌物，引起呼吸道堵塞，所以在麻醉前半小时给动物注射阿托品（0.1～0.3mg/kg），可避免上述现象的发生。动物吸入乙醚后，常先有一个兴奋加强期，动物开始挣扎，同时呼吸变得不规则，有时甚至出现呼吸加深和肌张力增强的现象。深呼吸有吸入过量乙醚的危险，此时可让动物每呼吸数次乙醚后，取下口罩，呼吸 1～2 次新鲜空气，以避免这种危险。等度过这一期后，麻醉将逐渐加深，动物呼吸也渐趋平稳，肌张力逐渐松弛，瞳孔缩小。如果出现角膜反射消失时，表明麻醉已达足够深度，可以进行手术。

11. 常用麻醉药的用法与用量是多少？给药途径有哪些？

常用麻醉药剂量和给药途径见表 3-2-1。

表 3-2-1　常用麻醉药剂量和给药途径

药物	动物	给药法	剂量/（mg/kg）	维持时间/h	备 注
戊巴比妥钠	兔、猫、犬	iv、ip	25～30	2～4	轻度心动过速,抑制心血管和脊髓反射
	小鼠、大鼠、豚鼠	ip	40～50	2～4	
硫喷妥钠	猫、犬	iv、ip	25～50	1/4～1/2	对呼吸有一定的抑制作用,常有喉头痉挛
	兔、大鼠	iv、ip	50～100		
氨基甲酸乙酯	兔、猫、犬	iv、ip	700～1000	3～5	对肝及骨髓有毒性,只适用于急性实验
	蛙	ip	2000		
氯-乌合剂	兔、大鼠	iv、ip	50～80	5～6	中枢作用较轻
	猫、兔	iv、ip	5mL/kg(含氯醛糖 50mg,乌拉坦 350mg)	5～6	对神经反射及心血管的影响较小

注：iv 表示静脉注射，ip 表示腹腔注射。

12. 应用麻醉剂应注意的事项有哪些？

①静脉注射麻醉药时应缓慢，同时观察肌肉紧张性，角膜反射和对四肢夹捏的反应，当以上活动明显减弱或消失时，应立即停止注射。静脉给药的浓度要适中，不易过高，以免麻醉过急出现动物死亡；但麻醉过浅，动物挣扎手术无法进行。②动物麻醉后应注意保温。麻醉期间，动物体温调节功能往往受到抑制，出现体温下降，可影响实验的准确性。应给动物采取保温措施。保温的方法：使用实验台内装灯、手术灯，也可采用

（远）红外灯管照射法以及空调等保温。无论哪种方法加温都应根据动物的肛门体温而定。动物的正常体温：猫为（38.6±1.0）℃，兔为（38.4±1.0）℃，大鼠为（39.3±0.5）℃，豚鼠为（39.0±1.0）℃，小鼠（37.0±1.0）℃。③冬季做实验时，麻醉剂在静脉注射前应加热到动物体温水平。

13. 如何静脉注射给予麻醉药？

静脉注射常用于狗和猫。①狗最常选用前肢皮下头静脉或后肢小隐静脉（小隐静脉由外踝前侧走向外上侧），减去注射部位被毛，用乙醇涂擦皮肤，使血管暴露。一人捏紧注射肢体的上端，阻断血流，使静脉充盈。另一人持注射器进行静脉注射，针头刺入后见有回血，放松肢体上端，固定好注射针头，将药液注入。②兔一般采用耳郭外缘静脉注射（家兔耳郭两侧血管为静脉血管，中央为动脉血管），首次注射应选耳缘静脉远端用酒精棉球涂擦注射处皮肤，使局部血管扩张，左手拇指和中指捏住兔耳尖部，示指垫在注射部位下，右手持注射器（选用5～6号针头）刺入血管，回抽有回血，注射无阻力，即可将药液注入血管。

14. 如何腹腔注射给予麻醉药？

腹腔注射给予麻醉药常用于猫和鼠类。①猫易怒，其爪、牙均可伤人。可先将猫引入特制的玻璃瓶内，用喷雾器从瓶口喷入乙醚作为诱导麻醉。经10～15min，猫被麻醉后即可取出称重，按所需的麻醉药物做腹腔注射。②左手抓好鼠的后背头颈部皮肤，使其腹部向上，右手持注射器，注射器针头与皮肤成45°角刺入下腹部腹白线稍外侧处。针尖通过腹肌后感觉到阻力消失，说明针头已进入腹腔。轻轻回抽注射器，注意有无尿液或血液抽出。确认针头未刺入肝、肠、膀胱等器官后，方可缓慢地推入麻醉药。

15. 如何肌内注射给予麻醉药？

多用于鸟类，选择胸肌或腓肠肌等肌肉较发达部位。左手固定动物，右手持注射器，呈90°角迅速刺入肌肉。注射完毕后，可用手轻轻按摩注射部位，促使药物扩散有利吸收。对猴、狗、猫、兔则多用两侧臀部或股部进行肌内注射。

16. 如何皮下注射给予麻醉药？

将鼠、豚鼠、兔、猫的背部皮肤提起，注射针刺入皮下，缓慢注入麻醉药。拔针时可用手指轻压注射部位，以防药液外漏。也可在大腿内侧等皮下脂肪少的部位进行皮下注射，鸽子常选翼下部位注射。

17. 如何淋巴囊注射给予麻醉药？

淋巴囊注射给予麻醉药常用于蛙、蟾蜍的麻醉。一手持蛙，另一手持注射器刺入尾骨两侧皮下淋巴囊，缓缓注射。也可将针头刺入口腔黏膜，通过下颌肌层进入胸部淋巴囊注射。

18. 如何判断动物麻醉深度？

不管在什么情况下，过深的麻醉会导致动物死亡，过浅又不能获得满意的效果，所以在麻醉时，应当缓慢注射，同时观察动物的紧张度、角膜反射和对皮肤夹捏的反应。当这些活动明显减弱或消失时，应立即停止注射。呼吸深度和频率的改变同样也是观察麻醉深度的指标。最佳麻醉深度的指标应该是：皮肤夹捏反应消失，头颈及四肢肌肉松弛，呼吸深慢而平稳，瞳孔缩小，角膜反射消失等。

19. 如何按体表面积换算麻醉药的量？

观察和研究一个药物的作用时，动物以多大剂量给药是一个重要问题。在实验中经常遇到药量的换算，给多大剂量才合适；应配成多大浓度的药液；每次应给多大剂量；人与动物或动物与动物之间如何换算剂量等。人和动物间按体表面积折算的等效剂量比值见表3-2-2。

表 3-2-2　人和动物间按体表面积折算的等效剂量比值表

B种动物或人	A种动物或人						
	小鼠(20g)	大鼠(200g)	豚鼠(400g)	家兔(1.5kg)	猫(2.0kg)	犬(12kg)	人(70kg)
小鼠(20g)	1.0	7.0	12.25	27.8	29.7	124.2	387.9
大鼠(200g)	0.14	1.0	1.74	3.9	4.2	17.8	56.0
豚鼠(400g)	0.08	0.57	1.0	2.23	2.4	4.2	31.5
家兔(1.5kg)	0.04	0.25	0.44	1.0	1.08	4.5	14.2
猫(2.0kg)	0.03	0.23	0.41	0.92	1.0	4.1	13.0
犬(12kg)	0.008	0.06	0.10	0.22	0.23	1.0	8.1
人(70kg)	0.0026	0.018	0.031	0.07	0.078	0.82	1.0

20. 如何按公斤体重换算麻醉药的剂量？

动物与人体之间每公斤体重剂量折算系数见表3-2-3。

表 3-2-3　动物与人体之间每公斤体重剂量折算系数表

B种动物或人	A种动物或人						
	小鼠(20g)	大鼠(200g)	豚鼠(400g)	家兔(1.5kg)	猫(2.0kg)	犬(12kg)	人(70kg)
小鼠(20g)	1.0	1.4	1.6	2.7	3.2	4.8	9.01
大鼠(200g)	0.7	1.0	1.14	1.88	2.3	3.6	6.25
豚鼠(400g)	0.61	0.87	1.0	1.65	2.05	3.0	5.55
家兔(1.5kg)	0.37	0.52	0.6	1.0	1.23	1.76	2.30
猫(2.0kg)	0.30	0.42	0.48	0.81	1.0	1.44	2.70
犬(12kg)	0.21	0.28	0.34	0.56	0.68	1.0	1.88
人(70kg)	0.11	0.16	0.18	0.304	0.371	0.531	1.0

已知A种动物每公斤体重用药量，欲估算B种动物每公斤体重用药量时，查表找出折算系数（W），再按下式计算：

$$B种动物的用药量(mg/kg)=W×A种动物的用药量(mg/kg)$$

例如，已知某药对小鼠的最大耐受量为20mg/kg（20g小鼠用0.4mg），需折算为家兔用药量。设A种动物为小鼠，B种动物为家兔，交叉点为折算系数$W=0.37$，故家兔用药量为$0.37×20mg/kg=7.4mg/kg$，1.5kg家兔用药量为$7.4mg/kg×1.5kg=11.1mg$。

七、实验动物的采血

1. 小、大鼠的采血方法有哪些？各是如何进行的？

①颈静脉或颈动脉取血：将麻醉的小鼠或大鼠仰卧位固定于鼠板上，做颈动脉或颈静脉分离手术，当动脉、静脉暴露后，血管下各穿一根丝线，提起血管，将注射针沿血管平行方向朝向心端刺入血管抽取所需血量。小鼠20g体重可取血0.6mL左右，大鼠300g体重可取血8mL左右。②股静脉或股动脉取血：小鼠和大鼠麻醉固定方法同上，进行一侧腹股沟动、静脉分离手术，血管下分别穿一根丝线，左手提起血管，右手持注射器将针平行刺入血管内取血。③心脏取血：小鼠或大鼠仰卧固定于鼠板上，在左胸侧第3、4肋间，用左手示指触摸到心搏动处，右手持注射器垂直刺入心脏，抽取所需血量。④眼眶动、静脉取血：用左手拇指、示指抓紧鼠的耳背部皮肤使其将眼球突出充血后，用蚊式镊迅速摘去眼球，血液从眼眶内很快流出。此法因动物取血后死亡，故只宜使用一次。⑤断头取血：小鼠断头时，左手抓鼠，右手持剪刀于颈部迅速剪掉鼠头，立即将鼠颈向下，血液即可流入已准备好的容器中。大鼠断头时，实验者应带棉手套，左手抓大鼠，右手用木棍打晕，用剪刀迅速剪掉鼠

头，即可取血。

2. 豚鼠的采血方法有哪些？各是如何进行的？

①心脏取血：仰卧位固定豚鼠，左手示指触摸心脏搏动处，于胸骨左缘第 4~6 肋间插入注射器刺入心脏，血液随心脏跳动而进入注射器内。采血量可达 15~20mL；②背中足静脉取血：一人固定豚鼠，另一人以乙醇消毒一侧后肢膝关节足背面，找出背中足静脉后，左手拉住豚鼠趾端，右手持注射器刺入静脉，拔针后即有血液流出方可取血。采血后用棉球压迫止血。若需反复取血时，两后肢可交替使用。

3. 家兔的采血方法有哪些？各是如何进行的？

①心脏取血：操作方法类似豚鼠。剪去左胸第 2~4 肋间被毛，用碘酒消毒，然后用 10mL 的注射器安上 7 号针头，在心脏跳动明显处穿刺。当针头刺入心室后即可有血液涌入注射器内，或边穿刺边抽取血液。取到所需血量后，迅速将针头拨出，这样可使心肌上的针孔较易闭合，喂养几天后方可再取血。②耳缘静脉取血：将家兔放在固定箱内，用酒精棉球消毒，使其耳郭血液充盈，用粗针头或刀片在血管上切一小口，让血液自然流出，滴入已放有肝素剂的容器中，采血完毕后，用干棉球压住出血口，即可止血。如一时出血不止，可用木夹夹住出血点 10~20min。③颈静脉或颈动脉取血：操作方法与大鼠取血方法相同。此种方法可选用多次反复取血。④股静脉或股动脉取血：先做股静脉或股动脉分离手术，从股静脉向远离心脏方向刺入，徐徐抽动针栓即可取血。股动脉取血，左手拉直动物后肢，右手持注射器，于股动脉搏动明显处将针头刺入，若有鲜血流入注射器，即穿刺成功。抽血完毕后迅速拔出针头，用干棉球压迫止血 2~3min。

4. 猫的采血法有哪些？各是如何进行的？

从前肢皮下静脉或后肢的股静脉取血。若需大量血样时，可从颈静脉取血，方法同家兔取血法。

5. 犬的采血法有哪些？各是如何进行的？

可从前肢皮下静脉、后肢小隐静脉取血，取血方法基本同该部位注射方法。但应注意注射器抽取速度不宜过快，以免针头吸着血管内壁而堵塞血流进入注射器。若取血量较大则可从颈静脉取血，方法与家兔取血法相同。

八、实验动物的处死

1. 实验动物处死的原则是什么？

实验动物的处死原则是处死时间短，尽量减少实验动物死亡过程中的挣扎和人为损伤，避免处死方法不当而人为造成脏器及细胞形态改变。处死动物的方法依实验目的和动物不同而定。

2. 实验动物常用的处死方法有哪些？各是怎样进行的？

①颈椎脱臼法：常用于小鼠的处死。用镊子或左手的拇指、示指压住小鼠的头部，右手拉住尾巴，用劲向后一拉，使其颈椎脱臼，瞬间死亡。②打击法：常用于小鼠或大鼠的处死。手抓住尾巴并提起，鼠头向下用木棒击打鼠头，致鼠死亡。③断头法：在鼠颈部用剪刀快速将鼠头剪掉，鼠因断头和大出血而死亡。④注射麻醉法：注射戊巴比妥钠麻醉处死。豚鼠可用其麻醉剂量 3 倍以上的量腹腔内注射；猫可用此药麻醉剂量的 2~3 倍量静脉或腹腔内注射；兔可用该药 1.5~2mL/kg（50mg/mL）的剂量急速注入耳缘静脉内；狗用此药 100mg/kg 静脉注射。⑤吸入麻醉法：应用过量吸入乙醚麻醉的方法处死。小鼠和大鼠在 20~30s 进入麻醉状态，3~5min 死亡；应用此法处死豚鼠时，其肺和脑可有小出血点，在

病理解剖时宜注意；猫亦可用此法处死。⑥大量放血法：鼠可采用眼眶动、静脉大量放血致死；家兔、猫、狗等动物可在麻醉状态下，暴露其颈动脉，用动脉夹夹住动脉，插好动脉插管后，放开动脉夹，轻轻压迫胸部，即可因大量放血致死。⑦二氧化碳吸入法：将待处死动物笼盒放进大塑料袋内，挤出袋中的空气后，将连接在二氧化碳钢瓶上的软管的另一端放入袋内，握紧袋口。送入二氧化碳气体，当袋半鼓起时停止送气体，密封袋口，动物吸入二氧化碳后，不经兴奋期，即于 30s～30min 内死亡。⑧空气栓塞法：用注射器将空气急速注入动物静脉内，可迅速将动物致死。小鼠可注入 0.3～0.5mL 空气；家兔和猫注入 10～20mL 空气；狗可注入 70～150mL 空气。

3. 实验结束后如何处理动物？

实验结束后，除有些实验根据需要取出有关脏器组织做组织学分析或解剖学观察外，一般应将动物及时处死。以实验室为单位，统一放入塑料袋内，由专人负责集中到指定的处理动物地点进行处理。处理的方式有：①集中焚烧；②实验中应用剧毒药品或有害物质的动物应做特殊处理，如深埋等。动物处死后，及时将动物笼用消毒液进行消毒，防止有其他病毒或传染疾病带入实验室。

九、急性哺乳类动物实验基本操作技术

1. 实验时给哺乳动物剪毛应注意什么？

动物固定后，应将手术部位被毛剪去。对家兔、猫、犬等多毛动物进行实验时，切开皮肤前必须剪毛。剪毛时应注意：剪毛时可以用手术剪刀或家庭用的粗剪刀，剪毛范围视手术野大小而定，一般应大于切口长度；为避免剪伤皮肤，可一手将皮肤绷紧，另一手持剪刀平贴于皮肤逆着毛的生长方向剪毛；剪下的毛应及时放入盛有水的杯中浸湿，不使毛发飞扬污染环境或吸入人的呼吸道。剪毛后用湿纱布擦干净局部。

2. 实验时如何给哺乳动物施行切口和止血？

施行皮肤切口前，要选定切口部位和范围，必要时做出标志。切口的大小根据实验要求而定。但切口大小应便于手术操作，不宜过小或过大。切开皮肤时，手术者左手的拇指和示指绷紧皮肤，右手持手术刀，以适当力度一次切开皮肤和皮下组织，直至肌层。用止血钳夹住皮肤切口边缘暴露手术野，以利于继续分离、结扎等操作。

在手术过程中，应保持手术野清晰，动作不宜粗暴，防止血肉模糊，有碍手术操作和实验观察。因此，不仅应注意避免损伤血管，而且要及时止血。止血的方法视情况而定：①组织渗血，可用温生理盐水纱布压迫、明胶海绵覆盖或电凝等方法。②较大血管出血，应用止血钳夹住出血点或其周围少许组织后，结扎止血。③骨组织出血，要先擦干创面，再及时用骨蜡填充堵塞止血。④肌组织的血管丰富，因此肌组织出血时，要与肌组织一同结扎。为避免肌组织的出血，分离肌肉时，如果肌纤维走向与切口一致，应钝性分离；如果肌纤维走向与切口不一致，则应采取两端结扎中间切断的方法。干纱布只用于吸血和压迫止血，不可用于揩擦组织，以免组织损伤和刚形成的血凝块脱落。

3. 如何分离神经、血管？注意事项有哪些？

用电刺激神经干，引导记录神经干放电及各种血管插管时都需要事先将神经、血管游离，故神经、血管分离技术是机能学实验的基本操作。神经和血管都是易损伤的组织，因此，在分离过程中要细心、轻柔，切不可用带齿的镊子进行剥离，也不允许用止血钳或镊子夹持，以免损坏其结构与功能。分离时还要依据先神经后血管，先细后粗的原则进行。在分离较粗大的血管和神经时，应先用蚊式止血钳将血管或神经周围的结缔组织稍加分离。然

后，用大小适宜的止血钳插入已被分开的结缔组织破口中，沿着血管或神经的走向，逐步扩大，使血管和神经从其周围的结缔组织中分离出来。在剥离细小的神经或血管时，要特别注意保持局部的自然解剖位置，不要把结构关系搞乱。同时需要用眼科镊子或玻璃分针轻轻地进行分离。在分离兔的迷走、交感和减压神经时，只能用玻璃分针在确认的基础上先分离细小的神经，再分离粗大的神经。有时对血管的分支，如需要切断，应采用结扎血管的两端，在中间剪断的方法。

剥离完毕后，在神经或血管的下方穿以浸透生理盐水的丝线（根据需要穿一根或两根），以备刺激提起或结扎之用。然后，盖上一块浸以生理盐水的棉絮或纱布，防止组织干燥，或在创口内滴加适量温热（37℃左右）石蜡油，使神经浸泡其中。

4. 如何进行气管插管术？

在哺乳动物急性实验中，为保证动物呼吸道通畅，一般均需做气管插管术。其意义是保持麻醉后动物呼吸道通畅，便于清除气管内分泌物及连接气体流量计等传感器，以检测呼吸功能。其操作步骤是先用粗剪刀剪去颈前区被毛，于喉头下方作颈前区正中皮肤切口（切口长短因动物大小而异，家兔一般5cm左右，狗可稍长）。用止血钳纵向分离皮下组织，暴露出左右侧胸骨舌骨肌，再沿其正中纵向钝性分离，暴露出气管。分离气管两侧及其与食管之间的结缔组织，游离气管并在气管下方穿一较粗的丝线。在喉头下2～3cm处的环状软骨上作"⊥"形切口，横切口长度约为气管直径的1/3。然后向肺脏方向插入插管，用事先穿好的线于切口下方做结扎，结扎线的残端固定于插管分叉处，以防滑脱。气管切开时，如果气管内有较多分泌物或血液，应先清除，再行插管。

插管后，如果动物突然出现呼吸急促，常提示气道不畅，或因线结扎插管不紧，气管切口有血渗入气管，血液或血块堵塞气道；或因气管插管开口被组织堵塞。应酌情及时清除。

5. 为什么要进行血管插管术？

为进行动、静脉血压和血流量观察，以及抽取血液或静脉给药等操作，常需进行血管插管术，分为动脉插管和静脉插管，前者常取颈总动脉、股动脉，后者常取股静脉、踝静脉。

6. 怎样进行颈总动脉插管术？

颈前部切开2cm皮肤，分离皮下组织，气管插管后，分离颈部血管和神经；用左手拇指、示指捏住一侧切口的皮肤和肌肉稍向外翻，其余手指从皮肤外面略向上顶，便可暴露出与气管平行的血管神经束，束内有靠前的颈总动脉和紧贴在后侧的迷走神经、交感神经和减压神经。用玻璃分针沿血管、神经走向轻轻分开包膜束，就可见到三条平行排列的神经：迷走神经最粗，较明亮；交感神经较细，光泽较暗；减压神经最细，多位于前两者之间，且常紧挨交感神经并行。

动脉插管前，应先检查插管前端的管径粗细是否合适，管口是否光滑。并观察有没有充灌抗凝剂，以及有无气泡。

动脉插管时，可以选用剥离颈总动脉插管及细塑料管，在总颈动脉下面穿两根细线。先用一根备用丝线结扎颈总动脉的离心端，在结扎处下方2～3cm处用动脉夹夹闭其向心端，另一根备用丝线置于上线结与动脉夹之间。确定动脉剪切位置（切口应尽量靠近离心端的线结处，以备万一插管失败可再剪切口向向心端移位再插）。将小指或刀柄置于动脉下方，用眼科剪作一向心脏方向的45°斜剪口（注意不要剪断动脉，约剪开动脉管径的1/2），将动脉插管向心脏方向插入血管内（如插管不太顺利，可用探针或用眼科镊子夹持剪口管壁以利插入），用备用丝线将插管结扎牢，扎线残端固定于玻璃插管的侧管上以防插管脱落。插管结束时要保持插管与血管平行，不扭曲，并用胶布或线在适当部位上固定好位置。

7. 颈总动脉插管应注意什么？

①颈总动脉剪口不宜过大或过小，过小时导管不易插入，过大时易使颈总动脉插断。如不小心将颈总动脉插断，可将剪口处结扎，再向心脏端分离一段颈总动脉，重新剪口插管。②动脉导管顶部要光滑，不能太尖，以防刺破动脉壁，引起大出血。如刺破动脉壁，应立即用动脉夹夹闭颈总动脉心脏端，再重新分离一段颈总动脉，重新插管，必要时改插对侧颈总动脉。③导管内肝素浓度不宜过低，以防导管内凝血。如已出现凝血，可通过三通管向颈总动脉注入肝素生理盐水，冲出血凝块，必要时拔出导管，清除凝血块，冲洗后再重新插管。

8. 怎样进行兔、大鼠颈外静脉插管？

颈外静脉位于颈部左、右两侧皮下，颈外静脉插管可以建立一个通道，用以给动物注射药物，快速输液，采取静脉血样，也可用以检测中央静脉压，特别适合于大鼠和豚鼠等表浅静脉注射困难的动物。实验器材与动脉插管实验相似：①如前述麻醉、固定动物，并进行气管插管。术者用左手拇指、示指捏起颈部切口皮肤，向外侧牵拉（但不可捏住肌肉），中指和环指从外面将颈外侧皮肤向腹侧轻推，使其稍微外翻，右手用玻璃分针将颈部肌群推向内侧，即可在胸锁乳突肌外缘处清晰见到附着于皮下、粗而明显的颈外静脉（紫蓝色，较粗）。用玻璃分针或蚊式止血钳钝性分离颈外静脉周围的结缔组织，游离颈外静脉 2～3cm，在其下方穿两根丝线备用。②用动脉夹夹闭颈外静脉游离一段近心端，待血管充盈后用一根丝线结扎其远心端。术者左手提起结扎线，右手用眼科剪在颈外静脉靠近结扎处以 45°角剪一"V"形小口，然后将充满生理盐水的静脉导管向心脏方向插入颈外静脉约 2cm（如检测中央静脉压，则宜插至上腔静脉），用另一根丝线将静脉与导管结扎并固定，以防导管滑落。然后放开动脉夹。

9. 颈外静脉插管时应注意什么？

①颈外静脉与皮肤粘连较紧密，分离时应仔细、耐心，以防撕裂血管。②导管顶部不宜过尖，以防刺破血管壁。

10. 怎样进行兔、大鼠股动脉和股静脉插管？

①动物背位固定于兔台上，腹股沟部剪毛。②用手指触摸股动脉搏动，辨明动脉走向，在该处作局部麻醉并作方向一致长 4～5cm 的切口。用止血钳小心分离肌肉及深部筋膜，清楚地暴露出股三角区。股三角区上界为鼠蹊韧带，内界为缝匠肌，外界为内收长肌。肌动脉及神经即由此三角区通过。股神经位于外侧，股静脉位于内侧，肌动脉位于中间偏后。③用止血钳细心将股神经首先分出，然后分离股动、静脉间的结缔组织，清楚地暴露股静脉，如作插管可分离出一段（长 2～2.5cm）静脉。穿两根细线备用。再仔细分离股动脉，将股动脉与其周围组织分离开，长 2～2.5cm。切勿伤及股动脉分支。动脉下方穿两根细线备用。

在动物行肝素化后作股动、静脉插管。狗的血管粗大，插管较易。家兔血管细，插管较难；因此要细致耐心和掌握要领。

股动脉插管术：于肌动脉近心端用动脉夹夹住，近心端用细线结扎，牵引此线在贴近远心端结扎处剪开血管向心插入动脉套针或塑料管，结扎固定后备放血或注射用。

股静脉插管术：除不需用动脉夹外，基本与股动脉插管相同。但因静脉于远心端结扎后静脉塌陷呈细线状，较难插管，因此可试用静脉充盈插管法。即：在股静脉近心端用血管夹夹住（也可用线提起），活动肢体使股静脉充盈，股静脉远心端结扎线打一活扣，待手术者剪口插入套针后，再由助手迅速结扎紧。

11. 股动脉和股静脉插管应注意什么？

①腹股沟区股动脉段常有分支，如分离遇较大阻力，应注意是否有分支，不可盲目用

力，以防撕裂血管引起出血。遇到分支时，不必处理，可继续分离下段血管。②股静脉壁薄，且该段股静脉纵向张力较大，弹性小，容易撕裂出血，故分离时一定要仔细、耐心、轻柔，以防出血。③插管前一定要检查导管顶部是否光滑，是否过尖，过尖时虽易于插入，但插入时或插入后易刺破血管壁，引起插管失败。因股动脉和股静脉可分离段较短，再分离，再插管较为困难，故一次成功插管十分重要。

12. 如何进行输尿管及膀胱插管术？

①输尿管插管术：输尿管插管是泌尿功能实验的基本技术。于耻骨联合上方，沿正中线向上作 4cm 长的皮肤切口，再沿腹白线切开腹腔，暴露膀胱。将膀胱移出腹腔并向下翻转，在膀胱下方放置一温生理盐水的纱布，若膀胱充盈过度妨碍操作时，可用粗针头的注射器抽取尿液，暴露出膀胱三角，仔细辨认输尿管（注意区别横向走行、细而弯曲的输精管），用玻璃分针轻轻将输尿管与其周围组织分离，避免出血。在游离的输尿管下穿两根丝线，一根于输尿管近膀胱端结扎，另一根打松结备用。在结扎处稍上方用眼科剪作一 45°斜剪口，将充满生理盐水（最好用肝素与生理盐水混合液，以防发生凝血堵塞插管）的细塑料插管向肾脏方向插入输尿管内，用备用丝线结扎固定，以防脱落。立即松开夹闭塑料导管开口的血管钳，稍等片刻，可见尿液由导管慢慢间断地流出。②膀胱插管术：在耻骨联合前方，沿正中线上作 2～3cm 的皮肤切口，沿腹白线切开腹壁，将膀胱移出体外。用注射器将膀胱内尿液抽尽，在膀胱顶部用连续缝合方法做一个荷包缝合（即在膀胱肌层做一直径 1.0～1.5cm 大小的连续圆形缝合），在缝线中心作一个与插管口径相同大小的切口，将膀胱插管（或漏斗）插入膀胱内，收紧缝线，关闭膀胱切口，形成荷包状。尿道插入 6～8cm，插入膀胱后尿液会自行流出。然后固定导尿管，以防滑脱。

13. 输尿管插管时应注意什么？

①应注意塑料导管与输尿管要处于平行位置，避免扭曲，以免妨碍尿液流出。②要注意保温，腹部切口处应覆盖温热生理盐水纱布，以防输尿管痉挛，妨碍尿液流出。③若插管后长时间不见尿液外流，应注意检查塑料导管有无插入管壁肌层与黏膜之间，以及导管前端开口有无被血凝块阻塞等现象。

14. 膀胱插管时应注意什么？

①手术前让动物食用青菜，以增加基础尿量；②手术后用盐水纱布覆盖手术部位，以防水分过多丢失。

15. 如何进行兔、猫胆总管、胰管插管术？

胆总管插管和胰管插管用以记录胆汁、胰液流量，观察流量、观察其成分，检测神经、体液和药物对胆汁、胰液分泌的影响，是消化系统功能实验的常用技术。实验器材与气管插管实验相似，增加墨菲管、胆总管和胰管导管。

将动物麻醉，仰卧位固定，气管插管，剪去上腹部被毛，在上腹部正中线切开皮肤约 10cm，显露腹白线。术者和助手各用止血钳夹持腹白线两侧组织，提起腹壁，术者用组织剪沿腹白线剪开腹壁约 0.5cm，进入腹腔，在看准腹腔内脏的条件下，向上和向下剪开腹白线至皮肤切口长度。以胃幽门为标志找到十二指肠，将十二指肠向尾侧翻转，可见到其后壁上略呈红黄色的 Oddi 括约肌，以此为标志找到胆总管。用玻璃分针仔细分离胆总管周围的结缔组织，游离胆总管 2～3cm，并在其下方穿过两根丝线备用。用一根丝线结扎胆总管十二指肠端，术者左手提结扎线，右手用眼科剪在近结扎线处剪开胆总管（为胆总管直径的 1/3～1/2）。将适当粗细（相当于颈总动脉插管）的玻璃导管（最好弯成直角，每侧长 2～

3cm，一端插入胆总管，另一端连于软质塑胶管）插入胆总管 2～3cm，并结扎固定。在胃前壁作一荷包缝合，在荷包中部剪一小口，将导尿管经小口插入胃腔，并在手的引导下继续插入至十二指肠。将胆总管插管连于墨菲管上部，记录胆汁滴数，墨菲管下部与导尿管相连接，将流出的胆汁计滴后再引流至十二指肠，以防胆汁丢失。此种胆总管插管适于记录胆汁流量。如果要测定胆总管内压，也可在肝叶部位分离一根肝叶胆管，由该部位将导管插入胆总管。

胰管插管与胆总管插管方法相似，切开腹腔后将动物肝脏向右上推移，以十二指肠为标志找到胰腺。将胰腺向上翻转，显露胰腺背侧的胰管，用玻璃分针仔细分离胰管，并注意不要伤及周围血管和胰腺组织。用上述同样方法插入胰腺导管，由于胰管较细、短，故插入不宜过深。

16. 胆总管和胰管插管时应注意什么？

①兔胆总管和胰管壁薄，宜用玻璃分针仔细分离。②分离胰管应尽量少伤及胰腺组织，胰管插管不宜过深。③插管时和插管后应防止导管扭曲，以便引流通畅。

17. 怎样进行兔左心室插管术？

左心室插管用以检测多种心室功能参数，包括左心室舒张压、左心室收缩压、左心室内压最大上升速率、左心室内压最大下降速率等，借以观察神经及体液因素、药物及多种病理因素对心室功能的影响，是心脏功能实验基本技术之一。左心室插管所用器材与气管插管实验相似，增加软硬度和直径适当的心室导管（必要时可选用 7 号或 8 号导尿管）、三通管、压力传感器、BL-410 或其他生物机能实验系统、1%肝素生理盐水。如前述将动物麻醉，仰卧位固定，气管插管，分离右侧颈总动脉，在颈总动脉下方穿过两根丝线备用。用一根丝线结扎颈总动脉远心端，用动脉夹将其近心端夹闭。量出动脉切口至心脏的距离，并在心室导管上做标志，作为导管插入长度的参考。术者左手拇指、中指提起结扎线，用示指托起颈总动脉，右手用眼科剪与血管呈 45°角剪开颈总动脉（为动脉直径的 1/3～1/2），将充满肝素生理盐水的心室导管（或 8 号导尿管）向心脏方向插入颈总动脉（必要时可先在颈总动脉插入 1cm 长的硬质套管，经套管挺入心室导管），并用另一丝线打一活结，以防出血。然后去掉动脉夹，术者左手轻捏颈总动脉插入部位，右手将导管继续插入，同时通过三通管接通颈总动脉与压力传感器，在监视器上观察血压波形和读数。当插管至主动脉瓣时，手中可有搏动感，如继续插入阻力较大，切勿硬插，可稍退并旋转导管，将导管抬高，继续插入，如此反复数次，可在主动脉瓣开放时将导管插入心室。如用 7 号或 8 号导尿管，则没有搏动感。导管插入心室后，血压波动明显加大，并出现左心室血压特征性波形，随后结扎颈总动脉并固定导管，以防滑脱。

18. 左心室插管时应注意什么？

①如选用塑料管做心脏导管，导管口径不宜过粗，不能有尖，以防刺破血管。②插入导管接近预定长度时应密切观察血压波形。③插管时应耐心，遇阻力决不可硬性插入，否则很容易误插入心包。

19. 如何进行开颅术？

在观察与研究中枢神经系统某些功能特征，如皮层功能定位、皮层诱发电位、神经元单位放电等，往往需要打开颅骨，以便安置或埋藏各种电极、导管。颅骨开口的大小根据各实验要求而定。各种哺乳动物的开颅术的基本方法类同，现以家兔为例介绍其方法步骤及注意事项。

将家兔麻醉，行气管插管术（慢性实验除外），固定兔头于脑立体定位上，剪除头顶部兔毛，沿矢状缝切开头皮，分离皮下组织及肌肉，钝性分离骨膜，暴露前囟、人字缝及矢状缝。在前囟中心和人字缝尖作标记，根据实验要求确定开颅（钻孔）位置。

先在确定的开颅位置中心钻一小孔，调节好颅骨钻钻头的钻进深度，将钻头中心轴插入小孔内，使钻头与颅骨垂直，旋转钻头并稍用力下压骨钻，钻至内髓板时常有落空感，此时应减少钻进力度，旋转至较明显落空感时，则可凿开颅骨。颅骨钻进深度应视骨壁厚度而异，一般家兔2～3mm厚。用颅骨钻开孔时，要注意钻进力度的掌握，尤其在快速钻透颅骨时，以免损伤硬脑膜及脑组织。

实验需要扩大颅骨开口时，可用咬骨钳一点一点地咬除颅骨。咬骨时不可贪多贪快，更不可撕扯颅骨，以防骨髓板内出血和损伤硬脑膜、脑组织。咬除矢状静脉窦处的颅骨时，注意勿损伤静脉窦，以防出血难止。除大面积咬除颅骨外，应当注意保留前囟、人字缝等骨性标志。

实验要求剪除硬脑膜时，可用弯缝针尖挑起硬脑膜，用眼科剪小心剪开。剪开硬脑膜时，要注意勿伤及皮层小血管，否则不仅难于止血，而且影响皮层脑组织的兴奋性；还要注意勿损伤静脉窦，以免妨碍实验的顺利进行。

20. 如何寻找、使用和保护家兔耳缘静脉？

家兔耳缘静脉位于兔耳背部内侧缘（中央的血管为动脉）。表浅易寻，容易固定，血管较长且直，所以是家兔实验中最常用的穿刺静脉。为使耳缘静脉充盈，便于观察和穿刺，可采取去除静脉分布区绒毛，手指轻轻弹击或用酒精棉球擦拭该处皮肤以刺激静脉，手指捏住或用动脉夹夹闭静脉向心端等方法使之充盈。

有些实验需多次给药，保护耳缘静脉尤为重要。保护该静脉的方法有：①穿刺部位的利用，应由远至近进行穿刺，即由该静脉的离心端开始，切忌从其根部（向心端）开始穿刺。②将穿刺针头留置于静脉内，减少穿刺次数。可采取下述2种方法留置针头于静脉内，一是于留置针头内推注一点肝素或持续、缓慢、少量滴注生理盐水，以防针头被堵，二是制作重复给药的穿刺针头，即在7号针头内置一针芯，针芯后部用胶布缠绕针柄，针芯长度稍长于针头。将该穿刺针留置于静脉内，于每次给药后将针芯插入即可防针头被堵。

21. 为什么要进行实验动物取血技术？

血液常被比喻为观察内环境的窗口，在需要检测内环境变化的机能实验中常需要采取血液样本。急性动物实验中，可通过血管插管取血；慢性动物实验中，既要取血又要保持动物功能时，应根据实验动物大小、解剖结构和体型差异，以及采取血样的不同，采取不同的取血方法。

22. 家兔常用取血的部位有哪些？如何掌握家兔取血技术？

①耳中央动脉取血：将家兔置于兔固定箱或由助手固定动物，剪去相应部位被毛，用手轻弹或用乙醇涂擦耳中央动脉部位，使其充分扩张，用注射器刺入耳中央动脉抽取动脉血样，一次性取血时也可用刀片切一小口，让血液自然流出，收取血样。取血后用棉球压迫局部以止血。②股动脉取血：将家兔仰卧位固定。术者左手以动脉搏动为标志，确定穿刺部位，右手将注射器针头刺入股动脉，如流出血液为鲜红色，表示穿刺成功，应迅速抽血、拔出针头、压迫止血。③耳缘静脉取血：耳缘静脉可供采取少量静脉血样，方法与前述耳缘静脉注射给药相似。④心脏穿刺取血：将家兔仰卧固定，剪去心前区被毛，用碘酒消毒。术者用装有7号针头的注射器，在胸骨左缘第3肋间或在心脏搏动最显著部位刺入心脏，刺入心脏后血液一般可自动流入注射器，或者边刺入边抽吸。抽血后迅速拔出针头。心脏取血可获

得较大量的血样。

23. 大、小鼠取血的部位有哪些？如何掌握鼠类取血技术？

①断尾取血：固定鼠，露出尾部，用二甲苯擦拭尾部皮肤或将鼠尾浸于 45～50℃ 的热水中数分钟，使其血管充分扩张，擦干后剪去尾尖数毫米，血液会自行流出，也可从尾根向尾尖轻轻挤压，以促进血液流出。取血后用棉球压迫出血。该方法取血量较少。②眼球后静脉丛取血：术者用左手抓持鼠，拇指、中指自背侧稍用力捏住头颈部皮肤，阻断静脉回流，示指压迫鼠头部以固定，右手将毛细吸管自内眦插入，并沿眼眶壁向眼底方向旋转插进，直至有静脉血自动流入毛细吸管，取得所需血样后，拔出吸管。③心脏取血：适用于取血量较大的实验，方法与家兔心脏取血相似，但所用针头可稍短。

24. 狗取血的部位有哪些？如何掌握狗取血技术？

一般采用前肢头静脉取血，方法同静脉注射给药。

注意：需要抗凝血样时，应事先在注射器或毛细管内加入适量抗凝剂，如草酸钾、肝素等，将它们均匀浸润注射器或毛细管内壁，烘干后备用。

十、常用动物在实验过程中出现意外的处理

动物实验意外是指动物实验中发生的，实验者事先未曾预料到的，而且事关实验成败的动物紧急情况。常见动物实验意外如下。

1. 动物麻醉过深怎么办？

麻醉过深是由于麻醉剂注射速度过快或剂量过大引起动物生命中枢麻痹，呼吸缓慢且不规则，甚至呼吸、心跳停止的紧急情况，是机能实验中较常见的意外之一。

麻醉过度一旦发生，应尽快抢救。抢救方法是：如呼吸极度减慢或停止，而心跳仍然存在，应尽快实行人工呼吸。对家兔和大鼠，可用双手抓握动物胸腹部，使其呼气，然后快速放开，使其吸气，频率约每秒一次；也可同时夹捏动物肢体末端部位，促进呼吸恢复。如果呼吸停止是由于给药速度太快造成的，且注入量未达到计算剂量，一般上述方法可很快使动物恢复呼吸。如果给药量已达到或超过计算剂量，应人工呼吸并同时静脉注射尼可刹米（50mg/kg）以兴奋呼吸中枢。如果动物心跳已停止，在人工呼吸的同时，还应做心脏按摩，心脏按摩的方法（以家兔为例）是用拇指、示指、中指挤压心脏部位，有时可用机械刺激或挤压使心脏复跳。抢救开始的时间距离呼吸、心跳停止时间越近，抢救成功的机会越大，故及时发现是很重要的，而预防是最重要的。

2. 怎么处理大出血？

大出血是机能学实验中的另一紧急情况。手术过程中发生大出血的原因一般是血管分离时撕裂大血管或手术操作不当损伤附近大血管。手术后的实验过程中发生大出血多半由血管插管滑脱、血管插管尖刺破血管壁引起，也可能由于手术过程中止血不彻底，动物全身肝素化后引起再次出血。

实验动物大出血的预防是最重要的，其次才是尽快止血。防止手术大出血的方法是：手术前要熟悉手术部位的解剖结构，以防误伤大血管。分离血管时要仔细、耐心，分离时如遇阻力应仔细检查有无血管分支，特别是手术野背侧的分支。分离伴行的动、静脉时（如股动、静脉，肾动、静脉），最好用顶端圆滑的玻璃分针分离。颈部手术时大出血最主要的原因是误伤颈根部位的颈总动脉和颈外静脉。正确方法是：在暴露气管前，切开皮肤、分离皮下筋膜和肌肉时均应在正中线操作，具体操作是先让皮肤、皮下筋膜处于自然位置（即不受任何牵拉时的位置），找到正中线，切开、分离。因为颈部大血管均位于正中线两侧，且越

靠近颈根部，越向中线靠近。大出血的处理方法是：尽快用纱布压迫出血部位并吸去创面血液，然后去除纱布，找到出血部位，用止血钳夹住出血血管及周围少量组织，用丝线结扎出血点。颈部大出血的第二位原因是颈总动脉插管结扎不紧造成漏血、插管滑脱和插管刺破血管壁出血，处理方法是重新结扎，或止血后重新插管。颈部大出血时出血迅速，但止血也相对容易，止血后一般仍能进行动物实验，故处理时不要惊慌，不要盲目用止血钳乱夹，应按照操作规程止血、处理。股动脉、股静脉手术大出血的原因大部分是分离股动脉时未注意分支，造成分支断裂或操作粗暴引起股动脉撕裂，少部分原因是分离股动脉、股静脉引起股静脉撕裂。出血发生后的处理应据情况而定，如股动脉、股静脉出血发生在较远端，可将出血部位暂时压迫止血，继续向近心端分离一段血管，然后按前述方法插入血管插管，让原出血点位于远端结扎线与血管插管之间，即可达到止血目的。如出血发生在近心端，插管已不可能，宜用止血钳夹住出血部位，结扎止血后，于对侧肢体分离血管。其余部位出血的处理与上述方法大致相似。

3. 何谓窒息？怎样处理动物窒息？

窒息是指动物严重缺氧并伴有二氧化碳蓄积的紧急情况。窒息也是机能学实验的常见意外之一。实验动物窒息主要是由呼吸道阻塞引起，表现为发绀、呼吸极度困难、呼吸频率减慢，如能早期发现并及时处理，一般不会造成严重后果。窒息往往被实验者忽视，甚至呼吸停止后仍未被发现，最终导致实验失败。

在慢性动物实验的早期手术时，由于麻醉后动物咽部肌肉松弛，且不做气管插管，动物常有一定程度的呼吸不畅，严重时可造成窒息，此时将动物舌头向一侧拉出，多可缓解。在急性动物实验中，实验动物窒息大部分由于气管插管扭曲和气管分泌物过多，阻塞气道。气管插管扭曲多见于插入端有斜面的金属插管或玻璃插管，其斜面贴于气管壁，造成气道阻塞，这时将气管插管旋转$180°$，即可缓解。气管分泌物过多造成气道阻塞时常伴有痰鸣音，易于判断，可通过气管插管将一细塑料管插入气管，用注射器将分泌物吸出，必要时可拔出气管插管，吸出分泌物后再重新插入。

4. 实验结束后为什么要处死动物？采取何种方法？

急性动物实验结束后，一般应将动物及时处死，以避免动物继续忍受痛苦。处死动物的原则是使动物迅速死亡。狗和猫、兔子常用处死方法是：用注射器向静脉或心脏内注入大量空气，造成广泛空气栓塞，动物立即痉挛、死亡；也可结扎其气管，使其迅速窒息死亡。大鼠和豚鼠，除上述处死方法外，也可倒提起动物，用木棒用力敲击其后脑致死。小鼠处死方法较为简单，可用左手拇指、示指捏住头部，右手抓住尾部（或身体）用力后拉，即可使其颈椎脱臼致死。

附　录

附录 1　人体解剖生理学实验常用药物溶液的配制与保存

1. 氧化乙酰胆碱

氧化乙酰胆碱在一般水溶液中易水解失效，但在 pH 为 4 的溶液中则比较稳定，所以可用 5‰ NaH_2PO_4 溶液配成 0.1‰氯化乙酰胆碱储存液，用小瓶分装，密封冷藏，可保存约 1 年。实验前用生理盐水稀释到所需浓度即可。

2. 盐酸肾上腺素

盐酸肾上腺素在溶液中易氧化失效。若溶液为碱性，则失效更快。所以只能用生理盐水稀释，不能用任氏液或台氏液稀释。如要增加盐酸肾上腺素的稀释液的稳定性，可以在溶液中添加微量（4～10mol/L）抗坏血酸，效果显著。

3. 肝素

肝素的抗凝作用很强，常作为体内抗凝剂使用。用于试管内（体外）抗凝血时，可配成 1‰肝素生理盐水溶液，取 0.1mL 加入试管内，慢慢旋转试管使溶液黏附在管壁上，加热烘干。每管能使 5～10mL 血液不凝固。用于动物体内抗凝血时，一般剂量为：大鼠 10～12mg/kg 体重；家兔 10mg/kg 体重；狗 5～10mg/kg 体重。如果肝素纯度不高，所用的剂量应增大 2～3 倍。

附录 2　空白人体解剖生理学实验报告

实验报告

学　　科：＿＿＿＿＿＿＿＿＿＿　班级：＿＿＿＿＿＿＿＿＿＿

姓　　名：＿＿＿＿＿＿　学号：＿＿＿＿＿　同组人：＿＿＿＿

指导老师：＿＿＿＿＿　日　期：＿＿＿＿＿　评　分：＿＿＿＿

项目名称	
实验目的	
所需仪器	
所需药品	
实验原理/方法提要	

实验步骤：

实验现象、数据记录及处理：

实验思考、小结：

确保独立完成本实验报告。

本人签名：

指导老师评语：

指导老师签名：

参考文献

[1] 陈辉芳, 易建华. 高职药学专业《人体解剖生理学》课程教学中应用多种教学方法研究 [J]. 航空军医, 45 (1) 2017 (1): 42-43.

[2] 陈辉芳, 易建华. 高职医药类专业"医学心理学"课程教学改革探讨 [J]. 航空军医, 45 (20) 2017 (5): 235-236.

[3] 陈辉芳, 杨凤琼, 姚莉. 应用微生物与免疫学教程 [M]. 北京: 科学出版社, 2019.

[4] 陈辉芳. 应用微生物与免疫学实验实训教程 [M]. 北京: 科学出版社, 2018.

[5] 陈辉芳. 《医药微生物与免疫学》课程工学结合教改研究 [J]. 海峡药学, 2011, 23 (010): 160-161.

[6] 郭少三. 人体解剖生理学 [M]. 北京: 人民卫生出版社, 2009.

[7] 岳利民. 人体解剖生理学 [M]. 6 版. 北京: 人民卫生出版社, 2011.

[8] 楚德昌. 人体解剖生理学实验 [M]. 2 版. 北京: 化学工业出版社, 2019.

[9] 艾洪滨. 人体解剖生理学实验教程 [M]. 2 版. 北京: 科学出版社, 2009.

[10] 陈辉芳. 医药专业"应用微生物与免疫学"课程教学改革探究 [J]. 航空军医, 2018 (44): 3-5.

[11] 陈丹丹, 丘继哲, 陈辉芳. 人体解剖生理学实训指导及习题集 [M]. 上海: 同济大学出版社, 2019.

[12] 陈辉芳. 《生物制药工艺学》课程教改研究 [J]. 中国误诊学杂志, 2018, 18 (5): 379-381.

[13] 刘求梅, 陈辉芳. 人体解剖生理学 [M]. 北京: 科学技术文献出版社, 2016.

[14] 谭美芸, 陈辉芳. 人体解剖生理学 [M]. 北京: 科学技术文献出版社, 2015.

[15] 阮仲航, 陈辉芳. 基于技能培养的高职医药类专业药剂学教改研究 [J]. 医药卫生, 2019, 6: 149-150.

[16] 徐峰. 人体解剖生理学实验 [M]. 北京: 中国医药科技出版社, 2008.

[17] 王小红. 机能实验教程 [M]. 西安: 第四军医大学出版社, 2007.

[18] 杨宝峰. 药理学 [M]. 9 版. 北京: 人民卫生出版社, 2018.

[19] 鹿怀兴. 药理学 [M]. 2 版. 北京: 科学出版社, 2008.

[20] 黄丹丹, 曹华. 人体解剖生理学实验操作与临床实训综合教程 [M]. 武汉: 华中科技大学出版社, 2011.

[21] 高天欣, 范翠红. 人体解剖生理学实验 [M]. 北京: 北京理工大学出版社, 2017.

[22] 陆源, 林国华, 杨午鸣. 机能学实验教程 [M]. 3 版. 北京: 科学出版社, 2020.

[23] 张志雄. 生理学 [M]. 3 版. 上海: 科学技术出版社, 2017.

[24] 谭美芸, 唐省三, 郭兵. 人体解剖生理学 [M]. 北京: 科学技术文献出版社, 2015.

[25] 左明雪. 人体解剖生理学 [M]. 3 版. 北京: 高等教育出版社, 2015.

[26] 柏树令, 应大君, 丁文龙. 系统解剖学 [M]. 8 版. 北京: 人民卫生出版社, 2013.

[27] 顾晓松. 系统解剖学 (案例版) [M]. 2 版. 北京: 科学出版社, 2012.

[28] 王庭槐. 生理学 [M]. 3 版. 北京: 高等教育出版社, 2015.

[29] 朱大年, 王庭槐. 生理学 [M]. 8 版. 北京: 人民卫生出版社, 2013.

[30] Qing Zhong, Huifang Chen. Dual-Function Antibacterial Micelle via Self-Assembling Block Copolymers with Various Antibacterial Nanoparticles [J]. ACS Omega 2020, 5: 8523-8533.